DE

L'ÉPITHÉLIOME CALCIFIÉ

DES GLANDES SÉBACÉES

PAR

J.-E. CHENANTAIS,

Docteur en médecine de la Faculté de Paris,
Ex-interne des hôpitaux de Nantes,
Lauréat de l'Ecole de médecine de Nantes, 1875, 1876, 1877.)
Ancien externe des hôpitaux de Paris,
Membre de la Société anatomo-pathologique de la Loire-Inférieure.

PARIS

O DOIN, LIBRAIRE-ÉDITEUR

8, PLACE DE L'ODÉON, 8.

1881

DE

L'ÉPITHÉLIOME CALCIFIÉ

DES GLANDES SÉBACÉES

PAR

J.-E. CHENANTAIS,

Docteur en médecine de la Faculté de Paris,
Ex-interne des hôpitaux de Nantes,
Lauréat de l'Ecole de médecine de Nantes, 1875, 1876, 1877.)
Ancien externe des hôpitaux de Paris,
Membre de la Société anatomo-pathologique de la Loire-Inférieure.

PARIS

O. DOIN, LIBRAIRE-EDITEUR

8, PLACE DE L'ODÉON, 8.

—

1881

A MON PÈRE LE DOCTEUR CHENANTAIS

Professeur de clinique chirurgicale,
Chirurgien de l'Hôtel-Dieu de Nantes.

Mon premier maître.

A MA MÈRE

A MON ONCLE Edmond PUYO

DE

L'ÉPITHÉLIOME CALCIFIÉ

DES GLANDES SÉBACÉES

Travail du laboratoire d'histologie de l'Ecole de médecine
de Nantes

AVANT-PROPOS.

L'idée de ce travail nous est venue pendant que nous
nous livrions à des travaux pratiques d'histologie au
Laboratoire de l'Ecole de Médecine de Nantes que dirige
avec tant de science et de zèle le professeur A. Malherbe.
La richesse de ce laboratoire, qui contient près de 1,000 tumeurs, nous offrait sur ce point intéressant de l'anatomie
pathologique un vaste champ d'études. C'est alors que le
Dr Malherbe nous mit au courant de ses recherches com-
mencées depuis un an environ sur les tumeurs ossiformes
de la peau, et voulut bien nous associer à ses travaux. Il
nous chargea de présenter en mars 1880 à la Société ana-

tomique de Paris (1) quelques échantillons de nos tumeurs et une note collective exposant succintement le résultat de nos études.

Les conclusions de cette note établissaient :

Une nouvelle espèce d'épithéliome : épithéliome pavimenteux à cellules calcifiées, espèce non interprétée jusqu'alors histologiquement ;

Le point de départ de ces néoplasmes dans les glandes sébacées, la bénignité absolue de ces tumeurs;

C'est l'étude de cette curieuse espèce qui fait l'objet de notre thèse inaugurale.

DÉFINITION — DIVISION.

Avant de commencer l'étude de l'épithéliome calcifié, nous le définirons sommairement pour l'intelligence de l'historique :

Tumeur se développant au milieu d'un kyste athéromateux plus ou moins ancien, ou même au milieu d'une glande sébacée saine, caractérisée histologiquement par un tissu épithéliomateux dont les cellules subissent constamment l'envahissement calcaire ; la trame, de nature conjonctive, peut échapper à cet envahissement ou présenter l'ossification vraie ; de l'état jeune à l'état osseux elle peut offrir tous les intermédiaires sans jamais passer par l'état cartilagineux.

On verra par l'historique que bon nombre de tumeurs classées parmi les tumeurs ossiformes de la peau sont justiciables de la définition qui précède. Nous avons essayé dans cet historique d'être aussi complet que possible, car en matièred'histologie il ne faut pas craindre la minutie des détails.

(1) Séance du 5 mars 1880.

Nous avons cru utile, pour dégager nettement l'épithéliome calcifié des tumeurs qui pouvaient, à un examen superficiel, prêter à la discussion, rappeler sommairement l'anatomie normale des glandes sébacées et deux affections qui rentrent dans leur pathologie, c'est-à-dire l'athérome ou kyste sébacé vulgaire et l'athérome crétacé ou calcifié. Nous avons cité parmi les tumeurs enkystées de la peau deux observations intéressantes d'épithéliomes intra-glandulaires développés dans les glandes sébacées. Dégagée des tumeurs qui précèdent, l'étude de l'épithéliome calcifié n'en présentera que plus de netteté et plus d'intérêt.

Nous avons donc adopté la division suivante.

Historique ;
Des glandes sébacées ;
De l'athérome et de l'épithéliome intra-glandulaire ;
Anatomie pathologique de l'épithéliome calcifié ;
Pathologie et clinique ;
Pièces justificatives ;

Tous les dessins indispensables pour l'intelligence du texte ont été faits par nous sur nos préparations.

Que M. le professeur A. Malherbe veuille bien nous permettre de le remercier ici de sa parfaite obligeance et de ses bienveillants conseils.

HISTORIQUE.

Sans être fréquents, les néoplasmes que nous appelons *épithéliomes calcifiés* ont été souvent observés comme le prouve l'indication des travaux qui va suivre. En effet la plupart des tumeurs cutanées désignées sous le nom d'*os—*

téomes, pierres de la peau, kystes à contenu crétacé, peut-être même certains faits de polyadénomes sudoripares, peuvent être rangés sous le titre d'épithéliomes pavimenteux à cellules calcifiées. Plusieurs observateurs, tout en donnant de ces tumeurs des observations très complètes accompagnées d'examens histologiques parfaitement exacts, ont fait de vains efforts pour ranger leurs tumeurs dans une classe bien définie. Il ne leur manquait qu'un groupement suffisant de faits de même nature pour dégager de leurs observations une entité néoplasique bien définie. Bien souvent, de guerre lasse ils ont grossi la collection des tumeurs mixtes, collection qui s'éparpille de jour en jour pour se disséminer dans les groupes classés, et se sont bornés à nommer leurs tumeurs d'après l'indication de Virchow (1). « Lorsque l'on rencontre, comme cela n'est pas extraordinaire, une tumeur compliquée dont une partie est régulièrement ossifiée tandis que l'autre ne l'est pas, on la désigne d'après l'élément qui y prédomine. »

S'appuyant sur cette proposition, les anatomo-pathologistes ont donné le nom d'ostéomes sous-cutanés, ostéomes discontinus, à l'épithéliome calcifié à trame osseuse, centrale, le nom de kystes à contenu crétacé, à coque ossifiée, quand les parties périphériques de la tumeur épithéliale présentaient des traces évidentes d'ossification. Enfin les derniers observateurs qui ont pu étudier l'épithéliome calcifié dans un état intermédiaire à l'état naissant et à l'ossification ont essayé de rattacher les faits qu'ils avaient sous les yeux aux tumeurs décrites par M. le professeur Verneuil (2) sous le nom de polyadénomes sudoripares.

(1) Virchow. Pathologie des tumeurs, t. II, p. 2.
(2) Verneuil. Etudes sur les tumeurs de la peau. Archives générales de méd., 1854, t. IV, p. 447.

Cette dernière interprétation se retrouve dans une observation de M. Ovion (1879), sur laquelle nous reviendrons plus tard (1).

Ces divergences dans le groupement des tumeurs ossiformes de la peau nous ont obligé, pour reconstruire l'historique de la question, à diriger nos recherches sur plusieurs points, d'abord sur l'infiltration calcaire, la calcification, et la crétification, ensuite sur l'ossification de certaines parties des néoplasmes. Une des tumeurs dont l'observation est rapportée plus loin ayant été décrite par le Dr Heurtaux (2) comme un kyste à contenu crétacé, et s'étant trouvé présenter tous les caractères de l'épithéliome calcifié, nous avons dû étudier l'historique des kystes sébacés.

Il faut arriver jusqu'à Martin Wilkens (3) pour trouver la première observation nette et précise d'épithéliome calcifié. Nous retrouverons plus loin le fait qui fait l'objet de son intéressant mémoire et nous lui empruntons les renseignements bibliographiques suivants :

Victor Trincavella (4), qui professait à Padoue vers le milieu du xvie siècle, retira d'un abcès un corps dur, et ne put se rendre compte de la nature de ce produit, tenant de la pierre et de l'os.

Il est inutile de discuter ici l'opinion des anciens médecins qui pensaient que des pierres pouvaient se développer

(1) Ovion. Revue mensuelle de méd. et de chirurg., 1879. Contribution à l'étude des polyadénomes sudoripares.

(2) Heurtaux. Article kyste. Dict. de méd et de chirurg. prat.

(3) Ueber die Vernöcherung und Verkalkung der Haut und die s. g. Hautsteine von Martin Wilckens aus Hamburg. Thèse inaug. Göttingen, 1858.

(4) Trincavella. V. Marcellus Donatus, de medica historia mirabili libri sex Venitiis, 1583, p. 264.

dans les abcès, soit par suite d'un épaississement du pus, soit par une modification d'un coagulum sanguin. Mais ces cas semblent assez bien se rapporter à des épithéliomes calcifiés, car nous verrons plus tard qu'il n'est pas rare de voir se développer, autour de ces épithéliomes devenus de véritables corps étrangers de la peau, des bourses séreuses accidendentelles dues au frottement continuel des vêtements. Ces bourses séreuses s'enflamment fréquemment et suppurent ; il arrive ainsi que la tumeur peut être éliminée en totalité avec le pus.

Fallope et Ambroise Paré (1) auraient signalé la présence de pétrifications dans les athéromes.

A. G. Richter (2), vers 1780, et Astley Cooper (3) en 1820, ont signalé des tumeurs dont la trame ou la coque étaient ossifiées.

Dans son Traité des maladies de la peau, Rayer (4) parle ainsi des calculs que l'on trouve dans les glandes sébacées : « Les follicules sécrètent quelquefois, au lieu de l'humeur sébacée, une masse dure et pierreuse ; Meckel a trouvé chez un garçon tous les follicules sébacés de la hanche pleins de petits calculs et la peau, ainsi altérée, fait partie de ses collections anatomiques. Chez deux enfants on a trouvé de ces calculs dans la peau du front et du nez. »

Glüge (5) a observé sur le genou d'une blanchisseuse, âgée de 50 ans, deux tumeurs qui consistaient en cellules

---

(1) A. Paré. Œuvres compl. Paris, 1840, t. I, p. 346.
(2) Richter. Chirurg. Bibliothek, Bd, 4, p. 25.
(3) Astley Cooper. Surg. Essays. London, 1820, part. II, p. 233.
(4) Rayer. Traité des mal. de la peau. Paris, 1835, p. 720, t. III.
(5) Glüge. Abhandlungen zur Physiologie und pathologie und pathologie. Iena, 1841.

épidermiques ossifiées (terme impropre qui doit évidemment répondre à la calcification). Ces cellules hexagonales avaient un noyau apparent, quelquefois noir, et se trouvaient pleines de granulations calcaires. Ces tumeurs semblent répondre bien nettement à la description de l'épithéliome calcifié.

Vogel (1) a observé des concrétions calcaires dans les glandes sébacées. Il en donne même l'analyse chimique. Il a trouvé dans la peau du scrotum des concrétions calcaires qu'il a fait dessiner.

John Dalrymple (2) mentionne très explicitement la calcification d'écailles épithéliales dans une tumeur développée au niveau du cartilage tarse de la paupière supérieure.

Auvert (3), de Moscou, a opéré une jeune paysanne d'une tumeur de la joue droite. Le néoplasme, de la grosseur d'un œuf d'oie, contenait une concrétion de phosphate de chaux du volume d'une grosse noix. Cette concrétion grise, fendillée, poreuse, était très adhérente aux tissus qui l'environnaient.

Forster (4) mentionne la calcification des cellules épithéliales. Cruveilhier (5) cite deux cas de tumeurs occupant le voisinage de l'anus, ces tumeurs contenaient des concrétions calcaires.

Chelius (6), cité par Wilckens (7), a enlevé deux fois des

(1) Allg. Zeitg. f. chirg. inn. Heilk. u. s. w. N° 1, 1841.
(2) Medico-chirurg. Transactions London, 1843.
(3) Selecta praxis méd. chir., tab. XVI. Paris et Moscou, 1851.
(4) Illustrirte Med. Zeitg. München, 1855. Bd 3.
() Traité d'anatomie path. gén. Paris, 1856, t. III.
(6, Medicinische Annalen. Heidelberg, 1835, Bd I.
(7) Loco cit.

tumeurs calcifiées. L'une d'elles occupait le front, l'autre le sillon naso-génien.

Wilckens a le premier décrit l'épithéliome calcifié avec une netteté parfaite. Il n'en a que plus de mérite, car à cette époque (1858) la technique histologique était loin d'avoir fait les progrès qui s'accentuent de plus en plus de nos jours. Voici du reste textuellement, sauf quelques longueurs qui ont été supprimées, l'observation qui termine la thèse inaugurale de Wilckens. Cette observation eût été de tout point complète s'il eût localisé le siège du néoplasme dans les glandes sébacées. Les figures qui accompagnent son travail ne peuvent laisser aucun doute sur la nature de la tumeur.

Voici la traduction littérale de cet intéressant mémoire.

« A la clinique de M. le conseiller Baum vint le 8 décembre 1857 une femme de 43 ans qui portait au milieu du front une tumeur ayant à peu près le volume d'un œuf de pigeon. Cette tumeur était ferme et dure, mobile dans tous les sens. Au sommet de la tumeur se trouvait une petite ouverture du diamètre d'un pois, obstruée par des bourgeons charnus. Par cette ouverture on pouvait conduire un stylet sur une masse très dure. La peau qui recouvrait le reste de la tumeur était parfaitement normale. La femme porteur de cette tumeur, en bonne santé du reste, dit que sa grosseur a débuté il y a treize ans et qu'elle a été aussi dure dès le début. Elle ne rattache l'apparition de sa tumeur à aucune cause. Dans l'espoir que la tumeur, en s'ouvrant, diminuerait de volume, cette femme, depuis trois ou quatre ans, la perçait avec une aiguille et en retirait environ plein un dé de pus. La blessure laissait sourdre pendant un certain temps quelques gouttes de pus.

« M. le conseiller Baum fit autour de la petite ouverture

une incision ovalaire, laissa la peau se rétracter et enleva
la tumeur presque sans l'aide du bistouri, en l'énucléant
de sa loge entre la peau et le muscle frontal. L'hémorrhagie
fut insignifiante ; la plaie fut réunie, se guérit rapidement,
de sorte que la malade put s'en aller le troisième jour après
l'opération.

« La tumeur, à laquelle était resté adhérent le petit
morceau de peau entourant l'ouverture, avait sa surface
rugueuse et mamelonnée ; quelques-unes des saillies étaient
criblées de petits trous vasculaires. La tumeur, presque
ronde, avait 7 centimètres 1/2 de circonférence et un diamètre d'environ 2 centimètres 1/4. Sur la coupe, on voyait
au-dessous d'une couche de tissu adipeux une coque osseuse contenant une masse calcaire poreuse et friable.
Cette masse, logée comme un noyau dans le tissu connectif
sous-cutané, mesurait 2 centimètres 1/2 de long sur 3/4 de
centimètre de haut...

« Sur de fines coupes, on distingue nettement un stroma
clair contenant des masses arrondies plus sombres. Le
stroma contient de nombreuses cellules osseuses. A un
grossissement de 350 diamètres, on reconnaît que la masse
obscure est formée de cellules épithéliales soudées ensemble
et tellement imprégnées de granulations calcaires, qu'on
peut à peine reconnaître le contenu des cellules. On distingue pourtant bien les plus claires qui possèdent encore
un noyau. L'emploi de l'acide chlorhydrique, suivi d'effervescence, rend la coupe transparente et montre les cellules
épithéliales de forme variable et munies d'un noyau plus
ou moins volumineux.

« Dans l'état actuel de la science il faut donc considérer
cette tumeur comme un épithéliome (cancroïde) dont les
cellules ont subi une métamorphose régressive calcaire,

et dont le stroma s'est transformé en os vrai. » (Diese Geschwulst war also nach der Bezeichnung der heutigen Wissenschaft ein Epitheliom (Kankroid) dessen Zellen einer kalkigen (rückschreitenden) Metamorphose unterlagen, und dessen ürsprunglich bindegewebiges Stroma in wahres Knochengewebe übergegangen war. — (Loco cit., p. 23.)

Il est impossible de méconnaître dans cette description un type d'épithéliome calcifié. Wilckens est donc le premier qui ait reconnu la nature épithéliale de la tumeur. La dénomination de cancroïde qu'il lui applique montre parfaitement qu'il ne s'est pas laissé abuser par l'apparence osseuse de la trame et qu'il a su en dégager la spécificité de la cellule. Malheureusement, réduit à ce seul fait, il n'a pu en tirer toutes les conclusions désirables; mais nous ne doutons pas que s'il eût eu sous les yeux plusieurs observations de ces tumeurs, il en eût dégagé l'entité néoplasique qui fait l'objet de ce travail.

Après avoir cité ce fait, Wilckens rapporte qu'il s'est livré à un autre examen sur 16 concrétions enlevées depuis longtemps par A.-G. Richter sur la peau d'un goutteux. Il aurait trouvé dans ces concrétions du tissu conjonctif, de l'os et un peu de cartilage. Ces faits ne semblent pas devoir rentrer dans notre historique.

Il est extraordinaire que Virchow, qui cite très explicitement Wilckens, n'ait pas eu l'attention attirée par cette description si nette et si claire. Le savant anatomo-pathologiste a dû nécessairement avoir sous les yeux quelques tumeurs analogues. Nous en avons pour preuve les citations d'ostéomes de la peau dont il parle dans son Traité des tumeur (trad. Aronssohn, p. 101), et un dessin qu'il a fait graver et qui représente probablement un épithéliome calcifié.

Dans les citations qui suivent et qui seules peuvent se rapporter à notre sujet, il est impossible de méconnaître que Virchow n'avait pas la notion de l'épithéliome calcifié. A l'article Kystes par rétention (1), il s'exprime ainsi :

« Pour ce qui est de la marche de l'athérome, il se fait souvent un temps d'arrêt dans son accroissement, et, dans ce cas, lorsqu'il est petit, on le supporte sans autre inconvénient. Ordinairement alors les cellules épidermiques subissent plus tard une sorte de crétification, plus probablement extérieure en forme de coque, ou bien intérieure, et alors il se développe seulement en des points isolés des noyaux calcaires ; le contenu prend la consistance d'une sorte de mortier ou bien se transforme en une masse crétacée. C'est ainsi que, sur une pièce de notre collection, le scrotum est rempli d'athéromes crétifiés de la grosseur d'un grain de chènevis jusqu'à celle d'un pois. »

Il est évident, d'après ce passage, que l'athérome calcifié n'avait point échappé à ce savant anatomo-pathologiste. Les faits qui peuvent se rapporter à notre étude sont cités par lui à l'article Ostéome (2). Sous le nom d'exostoses discontinues, c'est-à-dire non adhérentes au squelette, il décrit des tumeurs ossifiées mobiles, sous-cutanées, occupant la face, la tête, le tronc et des membres. Fort embarrassé pour expliquer leur développement dans la peau, il invoque l'ossification des couches superficielles du périoste, l'hypérostose. Il va même jusqu'à prétendre que ces tumeurs ne sont que des *parcelles d'os détachées par fracture*. Il cite à

(1) Traité des tumeurs, t. I, p. 277.
(2) Traité des tumeurs, t. II, p. 62 et suiv.

ce sujet Wagner (1) qui enleva à une jeune fille un grand ostécme poreux, mais très dur, qui s'était formé à la tubérosité de l'ischion après une chute du haut d'une voiture de foin. Il était mobile dans ses enveloppes fibreuses. Plus loin, il rappelle le fait d'Azam (2). Il s'agissait d'une fille de 26 ans qui éprouva une vive douleur dans l'aisselle en tirant de l'eau d'un puits, Au moment de l'accident elle sentit un craquement. On fit l'ablation : c'était un os adhérent au tendon et à quelques faisceaux du grand dorsal. Cet os consistait en un tissu finement aréolaire, de disposition radiaire, et contenait intérieurement une cavité de la grandeur d'un pois, remplie d'une masse grisâtre, composée de cellules et de fibres. Virchow pense que cet os est un éclat du scapulum.

On n'a jamais vu, que je sache, un fragment d'os détaché par fracture, non seulement vivre, mais encore bien moins continuer à s'accroître par hyperostose dans le tissu cellulaire sous-cutané. C'est un véritable corps étranger qui n'a pas en lui des éléments suffisants de vitalité, n'étant rattaché à l'organisme par aucun lien vasculaire. Sa présence importune est bien vite révélée par des abcès fistuleux qui en préparent l'élimination.

Il est regrettable que Virchow n'ait pu faire l'examen de ces faits intéressants par lui-même. Il aurait sans doute trouvé une interprétation plus satisfaisante. Quoi qu'il en soit, les deux faits précédents, surtout le premier, nous semblent pouvoir se rattacher à l'historique de l'épithéliome calcifié.

Les ouvrages les plus récents d'anatomie pathologique

(1) Virchow. Loc. cit., p. 63.
(2) Journal de méd. de Bordeaux, 1861, p. 475.

ne nous donnent aucun renseignement sur la question, c'est à peine si l'on signale la calcification des cellules épithéliales.

M. Lancereaux (1), dans son étude sur la calciose, se borne à dire : « Les tissus épithéliaux, moins exposés que les tissus conjonctifs à l'infiltration calcaire, n'échappent pas toujours à cette dégénérescence. » A l'article Ostéome, il ne mentionne même pas les ostéomes de la peau.

M. Laboulbène (2) effleure les tumeurs et ne s'occupe pas de l'anatomie pathologique de la peau.

Rindfleisch (3) ne mentionne à l'article Kystes sébacés aucune des transformations qui nous occupent. En traitant des ostéomes, il dit seulement que : « Le stroma des cancers peut s'ossifier. Lücke décrit même un épithéliome avec stroma osseux. » Au chapitre de l'infiltration calcaire Il se borne à dire que cette dégénérescence peut atteindre les tissus les plus variés, sans noter la calcification épithéliale spécialement. Il admet, en thèse générale, que le manque de lymphatiques et la lenteur de la circulation favorisent le dépôt de phosphate de chaux.

MM. Cornil et Ranvier (4) consacrent deux pages à l'infiltration calcaire. Ils admettent la calcification des cellules du cartilage, mais ne parlent pas de celle des cellules épithéliales. Le procédé qu'ils indiquent, « lorsqu'on a usé une lamelle mince de tissu pétrifié, on obtient des préparations transparentes et jaunâtres dans lesquelles, à l'examen microscopique, on reconnaît des lacunes, fentes et granulations », est certainement applicable à tous les

(1) Traité d'anatomie pathol., t. I, p. 498.
(2) Anat. patholog.
(3) Traité d'histologie patholog. de la peau. Trad. Gross.
(4) Manuel d'histologie pathologique, 2ᵉ édition, p. 83.

Chenantais.   2

tissus envahis par les sels calcaires, mais dans certains cas il est notoirement insuffisant. La décalcification préalable dans l'acide picrique est nécessaire pour reconnaître le contour des cellules épithéliales. Il est arrivé quelquefois qu'en examinant nos tumeurs, une partie de la préparation présentait l'aspect décrit plus haut, tandis qu'à côté on distinguait nettement le contour des cellules. Ce fait provenait d'une décalcification incomplète.

Dans leur article sur l'Infiltration calcaire (1), ils notent la présence du phosphate de chaux dans les kystes sous forme de concrétions. « Elles sont toujours le résultat d'une infiltration des produits de la sécrétion anormale ou viciée de ces organes ; elles sont irrégulières ou à couches concentriques. »

A l'article *Ostéome* (2), ils disent simplement que « dans la peau des noyaux osseux se développent parfois autour des glandes. » A propos des kystes sébacés (3), ils signalent la calcification de la paroi du kyste. (Nous verrons plus tard que la paroi des épithéliomes ne se calcifie ni ne s'ossifie. Il est donc probable que les couches périphériques de la tumeur ont été prises pour la paroi.)

Parmi les faits plus précis qui peuvent rentrer dans notre historique, nous citons plus loin une observation assez détaillée et qui, pour nous, ne fait aucun doute. Avant d'y insister, nous devons encore relever textuellement une présentation faite par M. le professeur Trélat à la Société anatomique (4). On y verra la preuve que les

(1) Idem, p. 84.
(2) Idem, p. 270.
(3) Idem, p. 350.
(4) Bulletins de la Soc. anat., 1872, décembre. M. le professeur Trélat a eu l'obligeance de nous communiquer un autre fait d'épithéliome calcifié que l'on trouvera à l'article Clinique.

(Note de l'auteur).

hommes les plus compétents en la matière, étaient loin
d'être fixés sur la structure des tumeurs ossiformes de la
peau.

« M. le professeur Trélat présente une petite tumeur
dont il a pratiqué l'extirpation chez une jeune femme de
27 ans.

« Située à l'extrémité externe du sourcil droit, indolente, du volume d'une amande environ, dure, mobile sous
la peau, mais adhérente profondément, cette tumeur renferme un petit noyau dur de 15 millimètres de longueur
sur 12 millimètres de large.

« Le microscope y dévoile l'existence du tissu osseux.
D'après le présentateur, il s'agit d'un kyste dermoïde en
partie osseux. L'état crétacé, ajoute-t-il, n'est pas rare ;
mais c'est le premier exemple de production osseuse qu'il
rencontre dans ce genre de kystes.

« M. RANVIER. — La tumeur est-elle congénitale ou ac-
quise ?

« M. TRÉLAT. — La malade affirme l'absence de traumatisme, et l'époque d'apparition de la tumeur ne peut être
précisée d'après les renseignements qu'elle donne.

« M. RANVIER. — A côté d'un tissu osseux bien développé, pourvu de canalicules et d'ostéoplastes, on voit sur
les préparations de cette tumeur de petites *masses créta-
cées*.

« Il y a là une structure complexe, qu'on retrouve dans
une observation de kyste hydatique du foie, communiquée
à la Société par M. Pelvet (Bulletin. Soc. anat., 1865,
p. 158). De cette observation, découle ce fait qu'on peut
voir se développer du tissu osseux dans une couche calcaire.

« Ainsi dans un kyste sébacé, il se fait des transformations calcaires au sein desquelles peuvent apparaître de petites masses osseuses. L'examen des lamelles osseuses dans le fait de M. Trélat pourra peut-être éclairer cette origine.

« M. Trélat. — Je ne pense pas qu'il s'agisse d'un kyste sébacé, car les kystes de ce genre, en s'enflammant, deviennent adhérents aux parties superficielles, et la malade se serait presque certainement aperçue d'une circonstance de cette nature. »

On trouvera plus loin deux observations de petits épithéliomes calcifiés du sourcil, qui répondent parfaitement à cette description. Nous ferons seulement remarquer dans ce compte-rendu que M. Ranvier, pour expliquer la présence de l'os dans la petite tumeur, a émis l'hypothèse peut-être hasardée du développement du tissu osseux au dépens d'une masse calcaire.

L'étude de M. Ovion (1) ne peut laisser aucun doute sur la nature du néoplasme. Il s'agit d'une jeune fille de 18 ans, fille de service à la Salpêtrière, portant une tumeur située à l'union du tiers supérieur avec les deux tiers inférieurs de la région sterno-mastoïdienne droite. Elle datait de l'enfance ; sa consistance était dure et non douloureuse. Stationnaire pendant longtemps, elle se serait développée insensiblement depuis trois ans. Dimensions actuelles : longueur 2 centimètres et demi ; largeur 1 centimètre et demi ; elle est dure, bosselée, de consistance fibreuse et inégale, très mobile sur les téguments et sur le plan profond ; peau normale au-dessus ; ni orifices, ni tractus fibreux se reliant à la tumeur ; indolore, excepté au frottement.

(1) Revue mensuelle de méd. et de chirurgie, 1879.

Diagnostic. — Fibrome sous-cutané ; ablation par le Dr Périer.

Examen de la tumeur. — Sur une coupe intéressant la membrane d'enveloppe, après décalcification dans l'acide picrique, durcissement à la gomme et à l'alcool, on voit que « celle-ci est formée de tissu cellulaire et se continue par sa face profonde avec des travées de même tissu, renfermant un assez grand nombre de corpuscules étoilés. Les espaces circonscrits par ces travées ont des formes et des dimensions très variables. Un certain nombre ont la forme de tubes remplis de cellules colorées en jaune. Ces cellules sont l'*élément essentiel* de la tumeur ; leur protoplasma est semé de granulations fines et réfringentes Leur noyau est très gros, occupant presque toute la cellule, de sorte qu'à un examen inattentif on prendrait facilement le protoplasma pour le double contour de l'enveloppe du noyau. Ces noyaux sont clairs et très réfringents ; ils possèdent un nucléole unique et très réfringent. Toute la masse nucléaire est très brillante et tranche vivement sur le reste de la cellule qui est plus sombre.... On distingue facilement, en faisant varier la vis d'accommodation, le contour polyédrique des cellules qui est clair et très net.

« Ces cellules remplissent complètement les tubes qui ont une paroi amorphe très mince et visible seulement en quelques endroits de la préparation. A l'intérieur des tubes, leur disposition est très régulière. La rangée extrême qui touche aux parois est un peu plus petite et un peu aplatie.

« La disposition cylindrique des amas domine, mais elle n'est pas partout régulière. Quelques-uns des espaces se sont vidés de leurs cellules et laissent des lacunes... Les espaces sont remplis de mêmes éléments que les cylindres. Mais on peut presque dans tous reconnaître qu'ils ne sont que des tubes déformés et modifiés.

« En effet, si la plupart de ces loges sont bien circonscrites et nettement limitées par le tissu conjonctif qui forme la trame du tissu, quelques-unes semblent avoir subi une distension exagérée et leurs parois avoir cédé en certains points où l'on voit les éléments cellulaires morbides faire irruption entre les fibres des faisceaux conjonctifs qui en sont comme farcis. En d'autres endroits, au contraire, il semble que ce soit le tissu conjonctif qui s'est insinué en faisceaux effilés à travers la masse des cellules et qui partage la cavité des tubes en plusieurs loges secondaires, tantôt communiquant les unes avec les autres, tantôt isolées complètement. Mais il y a des différences de structure entre ces deux variétés de déformation. Tandis qu'en certains points, par exemple au niveau des limites de la tumeur, près de la membrane d'enveloppe, le tissu conjonctif qui sépare les cellules semble adulte et la disposition respective des éléments être définitive, dans les endroits où les cellules ont envahi la trame, et c'est surtout vers le centre de la tumeur, le tissu cellulaire est jeune et farci de noyaux embryonnaires ; en ces points d'ailleurs les cellules morbides qu'on pourrait appeler émigrées ont elles-mêmes un peu changé de caractère. Leur noyau est moins brillant et la coloration de leur masse par le réactif est plutôt brunâtre que jaune ; elles sont tassées sans ordre, parfois très serrées, et un grand nombre d'entre elles sont fusiformes. Cette transformation n'est pas brusque ; on peut suivre la série des dégradations successives, depuis la cellule jaune brillante et régulière, encadrée par d'autres semblables, jusqu'à celle qui est fusiforme, brunâtre, un peu opaque et qui n'a plus de disposition ordonnée.

Il semble donc qu'il y ait là deux processus différents ou tout au moins deux temps d'évolution ; il est en effet évident que la transformation se fait en ces derniers points, tandis qu'elle s'est accomplie dans les premiers.

Nulle part on ne trouve apparence de terminaison en acini, ni de conduit excréteur. Les tubes se terminent en cæcum et la disposition des cellules ne varie pas dans les différents points de leur longueur.

Enfin dans l'épaisseur des cylindres on voit de loin en loin des points plus clairs qui sont tantôt composés de lamelles brillantes concentriques en tout semblables à celles des globes épidermiques qu'on rencontre dans les épithéliomes, et tantôt se présentent sans structure apparente, complètement amorphes ou parsemées de points plus brillants dont la disposition rappelle celle des éléments du tissu morbide en général. Ce sont ces derniers points qui se trouvaient infiltrés de sels calcaires et que l'acide picrique a ramollis et rendus brillants. Ces endroits où la production morbide s'est calcifiée ne se rencontrent que dans les parties adultes et jamais dans celles où les cellules sont en activité de formation. »

Il est impossible de ne pas voir dans ce fait une observation d'épithéliome calcifié. La partie clinique et la partie histologique ne peuvent laisser aucun doute à ce sujet. Mais M. Ovion, en présence de ce fait isolé, s'est trouvé fort embarrassé pour classer sa tumeur. S'appuyant sur l'ordonnance tubulée du tissu, la limitation nette des tubes et la disposition des cellules, il n'a pu rattacher ce néoplasme qu'aux adénomes sudoripares décrits par le professeur Verneuil (1). Or, ce dernier ne signale nullement la calcification des cellules épithéliales caractéristique des tumeurs qui nous occupent. Ce n'est pas cependant sans quelques réserves que M. Ovion fait de sa tumeur un adénome sudoripare ; il finit par lui donner le titre de polyadénome calcifié, après avoir fait remarquer que sa tumeur n'est ni élastique ni rénitente, qu'elle n'a pas de points fluctuants et qu'elle n'offre pas la consistance charnue du néoplasme décrit par le professeur Verneuil. Le développement très lent, les suites très simples de l'opération, l'absence des ganglions, tout cela concorde bien peu avec les symptômes graves des polyadénomes complexes à marche rapide qui ne sont pour nous que des épithéliomes intra-glandulaires d'abord, puis bientôt de véritables cancroïdes.

M. Chambard, dans les Annales de dermatologie (2), fait une excellente critique de l'observation de M. Ovion. Il ne voit nullement dans cette description un adénome sudoripare, puisque, de l'aveu de l'auteur lui-même, on ne trouve nulle part des terminaisons en acini ni de conduits excréteurs, etc... Mais après toutes ces objections fort justes, il se trouve aussi lui fort perplexe pour classer le fait. Enfin il se décide à voir là un cas d'épithéliome carcinomateux. Nous ne saurions accepter ce pléonasme histologique, puisque, suivant nous, l'épithéliome et le carcinome ne forment qu'un seul et même genre de tumeurs. Les espèces seules diffèrent. Or, nous avons ici, d'après les termes mêmes de la description, un épithéliome tubulé avec calcification des cellules épithéliales. Le cas de M. Ovion rentre

____

(1) Archives génér. de médecine, 1864, t. IV, p. 452 et suiv.
(2) T. I, n° 4, octobre 1880, p. 727 et suiv.

donc de lui-même dans la classe à peu près méconnue des néoplasmes qui font l'objet de notre travail.

Le professeur Broca ne parle point dans son Traité des tumeurs de l'infiltration calcaire ni de la calcification épithéliale.

Pour terminer notre historique auquel nous avons dû donner un certain développement, nous citerons le Dr Heurtaux qui, dans son article Kyste (1), parle de la crétification du contenu d'une petite tumeur, mais sans en donner l'examen histologique. Cette tumeur, qu'il a eu l'obligeance de remettre au laboratoire de l'école de Nantes, a été examinée par nous et reconnue pour un épithéliome calcifié. On en trouvera le dessin à la planche I, figure 1, et la description détaillée à l'observation VII.

Le 5 mars 1880, j'ai eu l'honneur de présenter à la Société anatomique cinq tumeurs dont les dessins, grandeur naturelle, se trouvent à la planche I. Je rappelai brièvement les principales particularités de structure et de développement de ces néoplasmes et remis à ce sujet une note (2) plus détaillée, qui fut insérée dans les bulletins de la Société. Il ressortait de cette note que toute une série de néoplasmes, tour à tour rangés dans les kystes à contenu crétacé, concrétions pierreuses de la peau, ostéomes discontinus, polyadénomes calcifiés, appartiennent au genre épithéliome pavimenteux. On y trouve en effet des boyaux épithéliaux séparés par une trame de substance conjonctive et des globes épidermiques. Eu égard à l'ordonnance de

1) Nouveau Dict. de méd. et de chirurg. pratiques, t. XIX, p. 766.

(2) Note sur « l'épithéliome calcifié des glandes sébacées » par M. A. Malherbe, prof. d'anat. path. à l'Ecole de méd. de Nantes et J. Chenantais, ancien interne des hôpitaux de Nantes, externe des hôpitaux de Paris. Bulletins de la Soc. anat., avril 1880.

l'épithélium par rapport à la trame, ces tumeurs tiennent le milieu entre la variété tubulée et la variété lobulée. Mais le phénomène caractéristique et constant qui leur imprime une physionomie toute particulière c'est la calcification constante des cellules épithéliales, quel que soit l'âge de la tumeur. La trame conjonctive peut subir toutes les modifications et les substitutions qu'on observe dans les tissus connectifs. Dans ces néoplasmes, l'état osseux s'est présenté plusieurs fois et paraît être le dernier terme de l'évolution pathologique de la tumeur abandonnée à elle-même.

Nous avons donné à ces tumeurs le nom d'épithéliome calcifié. Dans un mémoire couronné par la Société de chirurgie le Dr A. Malherbe (3), reprit plus longuement l'étude de la question en citant onze observations abrégées. Ce sont ces observations complètes que nous trouverons sous le titre de pièces justificatives à la fin de ce travail et qui font l'objet de notre thèse inaugurale.

Avant d'aborder l'étude anatomo-pathologique de l'épithéliome calcifié, nous croyons utile de donner un aperçu anatomique des glandes sébacées dans lesquelles, comme nous le verrons plus tard, se développe toujours la tumeur que nous étudions. Nous dirons aussi quelques mots de l'athérome simple et de l'athérome calcifié, de façon à dégager nettement de cette classe de tumeurs l'épithéliome calcifié.

(3) Recherches sur l'épithéliome calcifié des glandes sébacées. Archives de physiologie, juillet 1881.

DES GLANDES SEBACÉES.

Les glandes sébacés, qui font partie du groupe des glandes en grappe, occupent l'épaisseur du derme et le tissu conjonctif sous-cutané. Elles sont situées plus superficiellement que les glandes sudoripares. Disséminées dans toute l'étendue de la peau, excepté à la paume des mains, et à la plante des pieds qui en sont totalement dépourvues, elles ont avec les poils des rapports à peu près constants. Elles sont loin d'être aussi nombreuses dans toutes les régions. C'est à la face et sur l'aile du nez qu'elles acquièrent leurs plus grandes dimensions.

Qu'elles soient formées d'un simple cul-de-sac ou de plusieurs lobes, qu'elles soient ou non en rapport avec les poils, elles ont anatomiquement la même structure. Excessivement simple, celle-ci comprend une membrane d'enveloppe et plusieurs couches de cellules épithéliales contenues dans cette membrane.

La membrane est formée par la condensation pure et simple des faisceaux connectifs au milieu desquels s'est développée la glande. Il nous a été impossible de découvrir la moindre trace de la membrane granuleuse amorphe décrite par certains auteurs (1). Sur de grosses glandes sébacées de la racine de la verge, après avoir minutieusement disséqué et isolé à la loupe les culs-de-sac glandulaires du tissu conjonctif tassé qui les revêt, nous n'avons jamais vu, en dilacérant ou en plissant la glande sous le microscope, ni plicature, ni débris membraneux décélant la présence d'une membrane quelconque. Il est probable que

(1) Ch. Robin. Traité d'histologie de Pouchet et Tourneux, p. 488.

cette membrane n'existe pas, M. Sappey, du reste, la nie complètement.

La membrane glandulaire n'est donc formée que par des faisceaux de tissu conjonctif avec lesquels les cellules épithéliales sont immédiatement en contact. Ces faisceaux ne pénètrent pas dans l'intérieur des culs-de-sac. Ceux-ci sont formés par une ou deux couches de cellules analogues à celles du corps muqueux dont elles ne sont du reste qu'une émanation. Immédiatement en contact avec ces cellules et remplissant tous les culs-de-sac, on voit de grosses cellules épithéliales dont les dimensions augmentent à mesure qu'elles s'éloignent du fond des culs-de-sac pour gagner le tube excréteur. A mesure que les cellules grandissent, le noyau diminue; dans le conduit excréteur, il n'y en a plus trace. Ces cellules présentent un aspect particulier dans les culs-de-sac. Si l'on a soin de dissoudre par l'éther (1) la graisse qu'elles contiennent, on voit qu'elles forment comme une mosaïque; les lignes qu'elles dessinent résultent de l'adossement des parois cellulaires épaissies. Le protoplasma apparaît alors, en faisant varier la vis d'accomodation, comme un réticulum très fin et très délicat cloisonnant la cellule dans toute son étendue. On pourrait penser que les loges circonscrites par le protoplasma refoulé sont destinées à contenir les gouttelettes de graisse; de cette façon on s'expliquerait fort bien l'apparence criblée et vésiculeuse du protoplasma. Si l'on n'a pas soin de traiter les culs-de-sac par l'éther, la cellule apparaît avec la réfringence spéciale qui caractérise les graisses et l'on ne peut apercevoir le noyau.

(1) Technique. Picro-carmin, eau, alcool, évaporation de l'alcool à l'air, puis éther. On reprend par l'alcool et l'eau. Montage.

Le conduit excréteur des glandes sébacées est fort large et sur l'aile du nez il atteint presque les dimensions d'un cul-de-sac. Cette disposition permet l'accumulation dans le goulot de poussières de toutes sortes qui en amènent fréquemment l'oblitération. Près de son orifice cutané il reçoit presque toujours l'abouchement d'un follicule pileux dont le poil traverse le tube excréteur. Celui-ci est formé extérieurement par une dépression du corps muqueux qui l'accompagne dans toute son étendue; en arrivant aux culs-de-sac, la couche de Malpighi s'amincit et sur le fond des lobes elle n'est plus représentée que par une ou deux assises de cellules. Le tube collecteur est tapissé intérieurement par des cellules épidermiques dont un certain nombre présentent des granulations colorables par le carmin (éléidine). Ces cellules se rapprochent de plus en plus de la forme lamelleuse à l'orifice du goulot où elles se continuent avec la couche épidermique de la peau sans la moindre interruption. Il n'est pas rare de trouver dans le tube excréteur des ébauches de globes épidermiques, et un parasite, le démodex folliculorum.

Le développement des glandes cébacées est fort simple. Vers la moitié du 3ᵉ mois de la vie intra-utérine on ne distingue que des rudiments glandulaires dans la muqueuse nasale; rien n'apparaît encore à la peau; à quatre mois environ, les glandes sont nettement appréciables. Elles ont la forme d'un doigt de gant légèrement renflé en massue, dans lequel pénètre un prolongement de l'épiderme corné. C'est une simple dépression du corps muqueux et de l'épiderme sus-jacent. A six mois on trouve de la graisse dans les culs-de-sac, et de petits poils bien développés sortent de presque toutes les glandes de la peau du nez.

Nous n'avons pas besoin d'insister sur les fonctions des

glandes sébacées. Elles ont une activité considérable dans les derniers mois de la vie fœtale, et avec elle s'éveillent quelquefois diverses prédispositions pathologiques.

La vascularisation de ces glandes est bien moindre que celle des glandes sudoripares; leur innervation n'est pas connue.

La matière grasse qu'elles secrètent, ou sebum, destinée à prévenir le dessèchement de la peau et le fendillement de l'épiderme, est un composé de cellules fortement chargées de granulations graisseuses, de graisse libre, en granulations ou en masses irrégulières, et de poils microscopiques.

DE L'ATHÉROME ET DE L'ÉPITHÉLIOME INTRA-GLANDULAIRE.

Athérome simple. — La rétention du produit de sécrétion des glandes sébacées a reçu les noms de kyste sébacé, loupe, stéatome, tanne, comédon, méliceris, kyste athéromateux.

L'athérome se rencontre le plus souvent à la tête. Il forme une tumeur dure, mobile sous la peau qui est saine au-dessus de lui au moins pendant longtemps. Son volume varie de la grosseur d'un grain de chènevis à celle du poing. La partie superficielle porte presque toujours un point ombiliqué ou noirâtre quelquefois une légère ulcération. Quand l'athérome occupe le cuir chevelu (loupe) la peau perd ses poils, se distend, s'amincit et se vascularise. Le moindre traumatisme suffit alors à amener des ulcérations qui peuvent survenir quelquefois spontanément.

La structure de l'athérome est fort simple.

On trouve d'abord « une membrane de tissu connectif

(pericystium) qui constitue l'enveloppe externe et renferme un petit nombre de vaisseaux. Elle est extrêmement mince et délicate et ne saurait en aucune façon être confondue avec ce que les anciens auteurs ont ordinairement appelé la *membrane*. En effet celle-ci est bien plutôt formée par la couche extérieure d'épiderme compacte qui peut en effet présenter les apparences d'une coque épaisse comparativement au centre qui est ordinairement formé de masses grumeleuses, friables d'épiderme dissocié ramolli et mélangé de graisse » (1).

Nous n'avons que peu de chose à ajouter à cette description de la loupe.

On trouve quelquefois entre la membrane conjonctive et la membrane épidermique que l'on peut appeler chirurgicale, des assises de cellules polyédriques rappelant celles du corps muqueux. Ces cellules, dont le noyaux se colore très bien par le carmin tandis que les cellules épidermiques se colorent en jaune, deviennent de moins en moins aplaties à mesure qu'elles se rapprochent des fibres connectives qui leur servent de point d'implantation. On peut observer quelquefois sur une coupe de la paroi la disposition festonnée des faisceaux conjonctifs qui forment des papilles doublées par les cellules épithéliales précédentes. Cette disposition explique très bien la possibilité du développement d'un épithéliome dans une loupe comme nous en verrons un remarquable exemple dans l'observation IX.

Les vaisseaux qui rampent dans la couche conjonctive de l'athérome acquièrent quelquefois un certain dévelop-

(1) Virchow. Pathol. des tumeurs, t. I, p. 225.

pement ; ils sont fréquemment atteints d'endartérite et de péri-artérite.

En résumé la paroi de l'athérome reproduit la disposition des éléments cutanés. Cependant la couche de cellules épithéliales que nous signalons entre les faisceaux conjonctifs et l'enveloppe épidermique de la tumeur disparaît sur les loupes âgées, et le plus souvent il est très difficile d'en retrouver des traces car elle subit rapidement la dégénérescence graisseuse.

Le contenu de la loupe varie d'aspect suivant l'âge et le volume de la tumeur : il a tantôt la consistance du suif (stéatome) tantôt celle du miel (meliceris). Le plus ordinairement il forme une bouillie grumeleuse et jaunâtre d'odeur pénétrante et désagréable. On y trouve des amas de cellules épidermiques disposées quelquefois en globes, de la graisse libre, des cristaux de graisse et des tablettes de cholestérine. Il n'est pas rare d'y trouver des poils. L'athérome a ce fait de commun avec les kystes dermoïdes mais ceux-ci s'en distinguent par leur origine congénitale, leur position le long des fentes branchiales et leur adhérence au squelette. Les poils peu nombreux qu'on trouve dans les kystes sébacés proviennent du follicule pileux annexé à la glande dilatée en poche kystique ; ils poussent dans sa cavité, y tombent et se renouvellent.

L'athérome s'accroit par l'exfoliation continuelle des cellules épidermiques qui forment la membrane chirurgicale d'où l'indication opératoire d'enlever toute cette membrane pour éviter la reproduction du kyste.

Athérome calcifié, — L'athérome calcifié, *kyste à contenu crétacé concrétion pierreuse de la peau, pierre de la peau,* ne paraît avoir été observé jusqu'ici qu'au scrotum. Il forme une tumeur dure, mobile sous la peau qui est généralement amincie au-dessus de lui de telle sorte que la tumeur peut s'éliminer par une faible pression à travers une déchirure du derme. A Maherbe (1) en cite une observation intéressante. Les athéromes calcifiés sont uniques ou multiples, leur volume varie de la grosseur d'un grain de chènevis à celle d'une noix. Ce ne sont en somme que des kystes sébacés dont le contenu a été envahi par le phosphate de chaux.

Les athéromes calcifiés ne sont pas excessivement rares (2), quoique bien moins fréquents que les athéromes simples.

La paroi de ces tumeurs comporte les mêmes éléments histologiques que celle de l'athérome simple puisqu'il n'y a de modifié que le contenu. Dans l'athérome calcifié les cellules épidermiques forment des lamelles tellement envahies par la substance calcaire qu'on n'y distingue même pas ces granulations grisâtres que l'on observe ordinairement dans l'envahissement calcaire des tissus, en particulier dans l'épithéliome calcifié. Il semble qu'ici l'infiltration calcique se soit d'emblée et en bloc substituée aux éléments cellulaires dont il est très-difficile par endroits de retrouver les contours. Avant comme après la décalcification l'aspect de la coupe d'ensemble présente des cavités, fentes ou lacunes entre lesquelles les éléments cellulaires forment des blocs transparents où l'on ne peut percevoir l'élément figuré d'aucun tissu vivant. Ça et là on trouve des cristaux de phosphate de chaux.

(1) Malherbe. Recherches sur l'épithéliome calcifié. Archives de physiologie, 1er juillet 1881.
(2) Virchow. Traité des tumeurs, t. I, p. 227.
Vogel. Traité d'anatomie pathologique, 1847, p. 236.
Vilkens. Loco cit.

Chenantais.   3

Par ses caractères cliniques qui diffèrent peu de ceux de l'épithéliome calcifié, l'athérome calcifié a été souvent pris pour ce dernier ; mais au point de vue anatomique il est impossible de confondre la calcification amorphe du kyste athéromateux avec la calcification spéciale et limitée à chaque cellule que nous trouvons dans l'épithéliome calcifié. Dans ce dernier du reste, la présence d'une trame vient lever tous les doutes.

D'après ce que nous avons vu à propos de l'aspect papillaire que peut présenter la couche conjonctive de la loupe, il est facile de comprendre que le tissu conjonctif par suite d'une irritation quelconque peut pénétrer dans l'intérieur du kyste de façon à former une trame ; les cellules épithéliales qui surmontent les papilles n'ont qu'à suivre une marche parallèle et l'on verra se développer un épithéliome. L'observation IX de ce travail fera voir nettement la différence qui existe entre la loupe calcifiée et l'épithéliome calcifié évoluant dans sa masse. Cette observation permettra encore de prouver que l'épithéliome calcifié se développe aux dépens des glandes sébacées, puisqu'il est reconnu que la loupe a toujours son point de départ dans ces organes glandulaires.

Epithéliome intra-glandulaire. — Nous ne prétendons pas repasser ici toute la pathologie des glandes sébacées, cependant nous croyons utile de citer encore deux observations d'épithéliomes localisés manifestement dans les glandes sébacées. Ces faits, que nous rappellerons en traitant de l'anatomie pathologique nous permettront d'établir que l'épithéliome en général, siégeant dans la peau, doit souvent avoir pour point de départ une glande sébacée. Nous ne nous refusons pas à admettre que le début de la néoplasie épithéliale puisse prendre naissance dans les organes de la sueur, mais nous croyons qu'on a attribué aux glandes sudoripares un rôle trop exclusif dans le développement de l'épithéliome intra-glandulaire.

Voici ces deux observations intéressantes décrites sommairement dans le mémoire de A. Malherbe (1) et que le professeur a mis obligeamment à notre disposition.

OBSERVATION I.

Epithéliome lobulé sous-cutané du sommet de la tête.

M. Heurtaux a enlevé à une femme de 36 ans une petite tumeur du volume d'une noix qui occupait le sommet de la tête. La tumeur sous-cutanée était recouverte d'une peau saine. Le début remonte à deux ans et demi environ. Les caractères cliniques du néoplasme firent penser à un sarcome. L'opération fut suivie de guérison de la plaie sans incident notable.

Examen histologique. — Après avoir fait macérer la tumeur dans l'alcool sur une coupe elle apparaît jaunâtre et enveloppée d'une membrane kystique assez nette. Elle contient un grand nombre de petites cavités kystiques grosses comme des têtes d'épingle. A la surface, sous la membrane de la tumeur existait un kyste plus grand qui est vide de son contenu.

Le tissu de la tumeur est assez ferme et les coupes sont faciles à faire. Les préparations montrent que l'on a affaire à un type d'épithéliome pavimenteux. Les parties ramollies et kystiques sont formées par des cellules en voie de dégénérescence, ayant perdu leur connexion entre elles. Ces cellules arrivent à se résoudre complètement en substance granuleuse, de sorte qu'on a de petits kystes parfaitement ronds remplis d'une substance colloïde grenue. Ces kystes occupent le centre de masses épithéliales ayant un caractère intermédiaire entre ceux de l'épithéliome lobulé et de l'épithéliome tubulé. La tendance épidermique et les nombreux globes formés par des cellules aplaties et emboîtées concentriquement rappellent l'épithéliome lobulé. La disposition générale des traînées épithéliales rappellerait un peu l'épithéliome tubulé, mais cette distinction n'a aucune importance vu la proche parenté

(1) Loco cit.

de ces deux espèces de tumeurs. Les masses épithéliomateuses forment de beaucoup la majeure partie du néoplasme ; elles sont séparées par de maigres tractus de tissu conjonctif jeune contenant quelques capillaires. Ces tractus conjonctifs eux-mêmes, chose curieuse, rampent entre des cellules épithéliales dégénérées formant des amas assez considérables, et parfaitement distinctes des cellules épithéliomateuses par l'absence du noyau. La présence de ces cellules indique probablement que le tissu épithéliomateux s'est développé dans un kyste athéromateux préexistant et a refoulé les cellules épidermiques de ce kyste.

Nous ne relevons dans cette observation que deux faits : l'enkystement complet de la tumeur, fait très rare pour l'épithéliome lobulé, et la présence de nombreux kystes dans les masses épithéliales fait moins rare que le précédent, mais cependant assez peu commun.

Six mois après l'ablation de cet épithéliome M. Heurtaux nous envoya une petite tumeur qui s'était développée sur la cicatrice. (L'enkystement avait fait croire à une tumeur bénigne). Cette seconde tumeur a une structure identique à celle de la première, seulement elle n'est plus enkystée et a présenté les caractères cliniques du cancroïde. Elle diffère aussi de la première par une tendance épidermique un peu moindre, mais elle est farcie de petits kystes par dégénérescence. Sur certaines préparations voisines des limites du mal nous avons trouvé des glandes sébacées en voie de dégénérescence épithéliomateuse.

L'enkystement très remarquable de la tumeur primitive est dû probablement à ce qu'elle s'est développée non seulement dans une glande sébacée ce qui est peut-être la règle pour l'épithéliome cutané mais aussi à ce que cette glande sébacée était atteinte d'athérome, avant de devenir épithéliomateuse. La membrane kystique de l'athérome a constitué la membrane que nous avons observée autour de cette curieuse tumeur. Bien que nous n'ayons pu suivre ce processus, les résultats de l'examen prolongé auquel nous nous sommes livré nous font considérer comme très probable l'hypothèse que nous venons d'émettre

OBSERVATION II.

Epithéliome lobulé limité aux glandes de Meibomius.

Cette petite tumeur nous a été remise par le Dr Chenantais. Elle était située sur la paupière d'une petite fille agée de 11 ans.

Elle présente un aspect verruqueux, mamelonné et paraît excoriée.

Elle est blanche (après ablation) et se durcit bien dans l'alcool.

Après durcissement, on voit à la coupe un tissu blanc mat, homogène, parsemé de points jaunes entourant de petites excavations. Les points jaunes rappellent à l œil nu la couleur des glandes de Meibomius. En examinant les coupes colorées au picro-carmin à un faible grossissement, on voit du premier coup d'œil qu'il s'agit d'un épithéliome limité aux glandes de Meibomius ; en effet le tissu conjonctif lâche qui sépare les culs-de-sacs glandulaires les uns des autres est absolument normal. La mince membrane limitante de la glande sébacée a donc été une barrière que le néoplasme n'avait pas encore pu franchir au moment où la tumeur a été enlevée.

La lésion des glandes sébacées est très remarquable surtout à cause de la netteté parfaite avec laquelle on peut suivre son développement.

Chacun se rappelle que les glandes de Meibomius sont formées d'un long conduit excréteur auquel sont appendus des grains glandulaires plus ou moins piriformes, assez irréguliers quant à leur volume. Qu'on suppose le canal excréteur dilaté de manière à former une ampoule et tous les grains glandulaires atteints de néoplasie épithéliomateuse s'arrêtant juste à la membrane imitante et l'on aura une juste idée de la tumeur que nous étudions. Les cellules épithéliomateuses sont rangées d'abord régulièrement le long de la membrane ; elles deviennent plus grosses et plus irrégulières vers le centre des culs-de-sac ; enfin, au milieu, on trouve des cellules épidermiques d'aspect vésiculeux très curieuses. Dans les points favorables des préparations, on voit que ces cellules contiennent de nombreuses granulations colorables par le carmin (d'éléidine). Nous considérons cette tumeur comme un épithéliome limité aux glandes de Meibomius. Dans la classification de M. Broca cette tumeur serait un polyadénome, mais avec MM. Cornil et Ranvier nous préférons classer ces tumeurs parmi les épithéliomes à cause de la déviation du type des cellules épithéliales. Le caractère le plus important du néoplasme que nous venons d'étudier c'est la limitation si nette du tissu pathologique par la membrane glandulaire.

Ces deux observations démontrent qu'ici le point de départ de l'épithéliome pavimenteux ordinaire est bien une glande sébacée dans laquelle le néoplasme est resté un certain temps enkysté. Nous allons voir que des tumeurs analogues peuvent subir l'incrustation calcaire de leur

épithélium et de leur stroma ce qui leur donne une physionomie absolument spéciale.

ANATOMIE PATHOLOGIQUE DE L'EPITHELIOME
CALCIFIÉ

DESCRIPTION. — Les 13 observations d'épithéliome calcifié que nous avons pu réunir et observer consciencieuse-
ment nous permettent de nous faire une idée assez nette
de l'anatomie et du mode de développement.

Les épithéliomes calcifiés sont des tumeurs de consistance fibreuse ou sarcomateuse, plus souvent osseuse, sié-
géant dans la peau et le tissu cellulaire sous-cutané de la
tête, du cou, du sourcil, du dos, des bras, enfin de toutes
les régions pourvues de glandes sébacées. Elles prennent
naissance dans ces organes glandulaires et sont primitives
ou secondaires, ne donnent jamais lieu à l'infection gan-
glionnaire et ne récidivent jamais après l'ablation. Ce sont
des tumeurs bénignes au premierchef.

A l'examen macroscopique ces tumeurs se présentent,
avons-nous dit, sous deux aspects différents : apparence
fibreuse ou osseuse. Dans ces deux cas la forme est à peu
près la même ; elle est sphérique, ovoïde, ellipsoïde ou piriforme. La surface jaunâtre à l'état frais, blanche, si les
tumeurs sont desséchées, présente un grand nombre de
petites bosselures très apparentes sur les plus grosses
(Pl. I fig. 6 et 7) à travers la membrane très mince et très
fine qui leur sert d'enveloppe. Cette membrane peut être
interrompue par places et alors le tissu de la tumeur est

immédiatement en contact avec le tissu conjonctif ambiant (obs. IV).

La consistance est différente suivant que la tumeur a l'apparence osseuse ou fibreuse. Dans le premier cas, de beaucoup le plus fréquent, la tumeur, à la palpation et à la vue a la consistance et l'aspect de l'os, elle en a la dureté et l'aspect spongieux, ou bien quelquefois plus friable, elle se laisse émietter sous les doigts comme certains calculs vésicaux phosphatiques. C'est surtout à la fréquence de l'ossification de sa trame que l'épithéliome calcifié a dû d'être rangé parmi les ostéomes discontinus. Quand la tumeur a la consistance fibreuse ou sarcomateuse qui caractérise sa première période d'évolution, elle est en général parsemée d'une foule de grumeaux calcaires, friables et faciles à exprimer du tissu.

Le volume peut varier de celui d'un grain de chènevis (obs. 12) à celui du poing et au-delà. Dans tous les cas, le volume ne paraît en rapport ni avec l'âge du malade, ni avec celui de la tumeur. Ainsi, dans l'observation VI (pl. I, fig. 9), la tumeur, bien que petite, était complètement envahie par l'ossification. Il y a là une cause particulière qui nous échappe. Il semble pourtant que l'ossification complète dans nos tumeurs soit le *terminus* pathologique normal. Nous verrons en traitant du développement pourquoi il est difficile une fois l'ossification achevée que l'épithéliome calcifié continue à s'accroître indéfiniment aux dépens de sa propre masse.

Nous n'avons rien noté de particulier relativement au poids de nos tumeurs. Le néoplasme de l'observation IV avait le volume du poing. C'est le poids de la tumeur après le volume et la situation qui doit entrer en ligne de cause dans les inflammations et les abcès qui se développent autour de l'épithéliome calcifié et qui l'ont fait souvent considérer comme un abcès avec concrétion pierreuse.

Si maintenant nous examinons une coupe de nos tumeurs jeunes (obs. 2, 3, 11), nous voyons que la tranche offre une teinte jaune clair qui devient blanchâtre quand le produit morbide vient à se dessécher. Cette tranche, d'apparence fibreuse ou sarcomateuse, est parsemée de grumeaux jaunâtres séparés par des espaces plus clairs, répondant au tissu conjonctif de la trame. Ces espaces plus clairs forment une sorte de treillis qui tranche par son aspect nacré sur les portions jaunes calcifiées dans les tumeurrs un peu plus avancées en âge. Sur les tumeurs plus vieilles, la surface de section laisse voir un lacis de traînées nettes et luisantes qui ne sont que des trabécules osseuses entre lesquelles on aperçoit une substance plus mate représentant les cellules calcifiées. Par endroits la coupe de ces tumeurs reproduit assez bien le piqueté du granit. Quand ces productions sont très vieilles, surtout quand elles ont été exposées quelque temps à l'air, les masses calcaires qui remplissent l'intérieur des trabécules se désagrègent et tombent en poussière.

La membrane qui revêt la surface de ces tumeurs est très fine, jaunâtre, et au premier abord semble épidermique sur les vieilles tumeurs. Nous verrons plus tard qu'elle est toujours de nature conjonctive.

Pour étudier la structure intime des épithéliomes calcifiés, il est important de mettre en usage une technique convenable. Celle qui convient le mieux dans tous les cas, est la décalcification dans l'acide picrique concentré pendant un temps variable suivant l'âge des tumeurs, 1, 2, 3, 4 jours en moyenne; puis le séjour dans la gomme et l'alcool. Cette technique est du reste indiquée par le professeur Ranvier pour l'étude de la plupart des tumeurs. L'aspect osseux de la plupart de ces néoplasmes a dû faire songer d'abord au procédé de l'usure sur la pierre. On obtient, en effet, par ce procédé, d'admirables préparations de tissu osseux avec ostéoplastes, festons, canalicules et canaux de Havers, mais ce *modus faciendi* est absolument insuffisant pour la détermination de l'espèce. Un autre procédé consiste à écraser entre deux lames de verre une portion de la tumeur soupçonnée. On obtient ainsi des cellules épithéliales très nettes, ayant conservé leur forme primitive, grâce à la calcification du protoplasma, plus des parcelles d'os informes et des blocs réfringents qu'il est impossible de déterminer à première vue. Ce procédé ne peut guère convenir que pour un examen rapide et sommaire fait par un observateur déjà familiarisé avec l'apparence typique des cellules de l'épithéliome calcifié. Ces cellules calcifiées (voy. fig. 4, pl. IV) sont du reste si caractéristiques qu'une seule d'entre elles sous le champ du microscope permettrait d'affirmer qu'elle provient d'un épithéliome calcifié. Malgré cela, il est préférable de se servir du procédé classique de M. Ranvier, acide picrique, gomme et alcool, qui donne d'excellentes préparations.

Examen microscopique. — Si l'on examine à un faible grossissement (pl. II et III) une coupe préparée comme précédemment, on voit deux tissus entremêlés, ce que l'examen à l'œil nu fait déjà preseentir. L'un de ces tissus forme un réticulum fortement coloré par le carmin et se continue sans interruption avec la membrane d'enveloppe de la tumeur qui présente une teinte moins foncée. L'autre tissu est composé de masses finement granuleuses, grisâtres ou jaune verdâtre, formant des boyaux et des îlots qui rappellent étonnamment l'aspect d'un épithéliome tubulé.

Ces masses obscures, qui n'ont pas pris le carmin, ne sont que des amas d'épithélium envahi par la calcification. Dans les tumeurs très jeunes, les boyaux épithéliaux sont rouge vif, ce n'est que par endroits qu'ils présentent des points obscurs dus à la calcification d'une partie de leurs cellules (pl. IV, fig. 1).

Nous allons examiner successivement :

1° La membrane et ses cloisons ;

2° Les amas épithéliaux ;

1° La membrane, variable d'épaisseur suivant les points, a en moyenne 280 μ 2/10 de millimètres environ. Elle se compose de fibres conjonctives denses à fibres parallèles, peu riches en éléments cellulaires. Dans les tumeurs jeunes, on voit cependant quelquefois dans l'épaisseur de la membrane quelques petites colonies de cellules embryonnaires qui ont une certaine importance au point de vue du développement. Quel que soit l'âge de la tumeur, la membrane d'enveloppe ne participe nullement aux modifications substitutives de la trame et reste conjonctive. Dans les tumeurs complètement ossifiées, la membrane conjonctive succède brusquement à l'os (pl. III, fig. 1). C'est évidemment par cette mince couche conjonctive que la tumeur reçoit l'irrigation sanguine, mais nous avons rarement constaté la présence de vaisseaux dans son épaisseur. L'épithéliome calcifié est du reste très pauvre en vaisseaux ; à peine avons-nous trouvé quelques capillaires disséminés dans la trame. La membrane conjonctive est, avons-nous dit, très délicate, elle a quelquefois une telle finesse que dans la tumeur n° 91, par exemple, elle ressemblait à une production épidermique, tant il était difficile d'y distinguer des éléments figurés. La présence de quelques vésicules adipeuses dans son épaisseur vint lever tous les doutes. De la membrane d'enveloppe partent des cloisons très fines et très délicates qui, en se divisant et se subdivisant, forment des canaux et des loges anfractueuses (pl. III, fig. 2 et 3) occupées par les amas épithéliaux. Ces cloisons sont osseuses ou conjonctives. Au premier abord il ne semble pas que des trames aussi dissemblables puissent appartenir à la même tumeur. Mais, comme l'a fait remarquer le professeur A.Malherbe(1) dans son mémoire : « La facilité de transformation du tissu conjonctif en tissu osseux, et en général de tous les tissus de substance conjonctive les uns dans les autres, fait que, si la trame d'une tumeur vient à changer, la nature de la tumeur ne change pas. Ce sont les cellules qui font la nature de la tumeur. »

Nous avons vu nous-même plusieurs fois au laboratoire de Nantes, le tissu fibreux du fibrôme mammaire subir la transformation myxomateuse ; dans plusieurs cas de tumeurs des glandes salivaires, nous avons également observé les transformations muqueuse et cartilagineuse du tissu conjonctif.

L'assertion du professeur de Nantes se trouve donc parfaitement verifiée par le fait des modifications successives et évidentes que présente la trame dans nos tumeurs. On voit par gradation le tissu conjonctif jeune (obs. XI) presqu'embryonnaire (obs. III) de la trame devenir adulte (obs II) puis tellement condensé que c'est à peine si l'on peut y apercevoir quelques cellules comprimées entre les faisceaux fibreux, amorphes et hyalins (obs. VII) ; dans la même tumeur (XIII) apparaît l'os vrai, puis enfin l'ossification complète (obs. IV) qui indique le terme extrême des modifications conjonctives. Ces aspects différents de la trame ne

(1) Loco cit.

changent pas la nature essentiellement épithéliale de nos
tumeurs. Il arrive du reste souvent dans l'étude si difficile
des néoplasmes, que l'on soit obligé pour classer un fait
particulier et le rapporter à un type connu, de se baser
sur des notions générales qui permettent d'en dégager l'é-
lément capital, et de reléguer au second plan des altérations accessoires qui masquent parfois le fait principal par
leur importance exasgérée ou jugée telle au premier examen.

Ainsi donc les modifications de la trame ne changent
rien à la nature de nos tumeurs. Etudions cette partie intéressante dans ses diverses transformations.

Quand la tumeur est très jeune, la trame est presque
embryonnaire ; dans les tumeurs un peu plus agées, son
tissu, encore embryonnaire par places, contient de nombreuses cellules rondes ou fusiformes disposées sur des
fibrilles peu volumineuses. Dans tous les cas, la trame
naît de la membrane d'enveloppe, comme nous l'avons vu
plus haut. Sur quelques points elle est infiltrée de cellules
épithéliales qui rappellent par leur groupement entre les
faisceaux conjonctifs les nids d'envahissement du cancroïde;
ailleurs elle est farcie, littéralement, (Pl. II, fig. 4) de cellules géantes de toutes dimensions. Nous en avons observé
de fort belles dans la trame adventice de tissu conjonctif
développée dans une vieille loupe (obs. IX). Les vaisseaux
y sont rares et ne sont représentés que par des
capillaires. Dans les épithéliomes calcifiés plus anciens
le tissu conjonctif à l'état de véritable tissu fibreux, ne présente plus que de rares fibrilles parallèles (Pl, II, fig. 2)
les cellules fusiformes sont à peine appréciables, et dans
quelques endroits il est absolument hyalin (Pl. IV, fig. 2.)
Les tumeurs qui présentent ces singulières altérations de

la trame sont presque toujours osseuses par places. On
voit alors l'os se substituer brusquement (Pl. IV, fig. 3) au
tissu fibreux sans qu'il soit possible de saisir un état intermédiaire ; un feston d'ossification sépare l'os vrai du tissu
fibreux. C'est en vain que nous avons cherché des traces
d'un tissu plus embryonnaire au voisinage de l'os. Il eût
été séduisant de rattacher ce fait à la théorie de Müller re-
prise par M. Ranvier, mais il nous a été impossible après
de patientes recherches de conclure dans ce sens. Les lamelles osseuses, qui peuvent avoir plusieurs millimètres
de diamètre ont identiquement la structure de l'os. Elle
sont traversées par des canaux de Havers contenant de la
moëlle, et sont parsemées d'ostéoblastes munis de leurs
canalicules. En contact immédiat avec la substance osseuse, on peut observer sur certaines préparations des cellules aplaties qui tapissent les travées et qui répondent à
la description des ostéoblastes de Gegenbaüer ; elles seraient
en rapport avec l'accroissement de l'os. Longeant le bord
libre des travées osseuses et parfois à leur surface, on peut
observer de la moëlle osseuse contenant du tissu adipeux,
des cellules rondes (médulocelles de Robin) ou fusiformes,
soutenues par une trame fibroïde extrêmement délicate; on
y voit quelques rares capillaires. Dans d'autres points la
moëlle se trouve directement en contact avec les lobules
d'épithélium calcifié. Sur certaines préparations dont les
lobules calcifiés ont été chassés soit artificiellement, soit
naturellement, les cellules qui restent semblent incrustées
sur le bord des travées fibreuses (Pl. IV, fig. 2) et forment
des dentelures irrégulières. Ce rapport direct des masses
calcifiées avec l'os avait déjà été signalé par Wilckens
(voir l'historique), il y a vingt-trois ans. En résumé la trame
de nos tumeurs est indifféremment conjonctive fibreuse ou
osseuse.

2° Les masses épithéliales qui remplissent les travées osseuses ou conjonctives sont formées de cellules polygonales de forme variable, aplaties et très intimement soudées entre elles. Les unes sont ovales ou presque rondes, d'autres sont triangulaires ou munies de prolongements irréguliers ; vues de profil elles semblent fusiformes (Pl, IV, fig. 4). Après décalcification, en les écrasant entre deux lames de verre, on peut les examiner libres et séparées. Dans les tumeurs encore jeunes (obs. III) les cellules n'ont pas subi de calcification, et ne diffèrent pas alors de celles de l'épithéliome ordinaire ; sur plusieurs points on peut suivre pas à pas les progrès de l'envahissement calcaire dans la cellule (Pl. II, fig. 3).

Les cellules calcifiées, éléments types de l'épithéliome calcifié, ont des dimensions variant de 15 à 20 μ avec un noyau de 8 à 10 μ. Le noyau est presque toujours apparent (Pl. IV, fig. 4). La forme des cellules est variable, nous en avons parlé plus haut. Le noyau est rond, assez régulier, le nucléole n'est presque jamais appréciable dans les cellules envahies par la calciose. Le protoplasma des cellules calcifiées ne prend pas le carmin et se colore quelquefois faiblement en jaune par l'acide picrique. Il est généralement grisâtre, aspect dû à une foule de fines granulations ou de hachures qui le sillonnent dans toute son étendue. Le noyau tranche en clair sur le fond plus sombre de la cellule. Cette apparence nous paraît être le résultat de l'état vésiculeux du noyau, tel qu'on l'observe quelquefois dans les cellules irritées du corps muqueux de Malpighi. Sur une préparation faite sur un épithéliome calcifié qui avait séjourné un certain temps à l'air libre, nous avons pu voir que le noyau des cellules calcifiées était occupé par une petite bulle d'air bien reconnaissable à sa réfringence caractéristique. Or, pour que l'air ait pénétré dans le noyau, il a fallu qu'un liquide en s'évaporant lui cédât la place. L'évaporation a dû se faire facilement à travers la mince couche de protoplasma calcifié, et c'est peut-être à l'état vésiculeux que le noyau doit sa réfringence si spéciale. Le fait de la transformation vésiculeuse du noyau n'a du reste rien de surprenant. Les modifications nutritives ne sont pas rares dans l'épithéliome en général. A propos de l'épithéliome lobulé MM. Cornil et Ranvier (1) signalent l'altération colloïde du nucléole transformé en vésicule. Il est donc probable que dans quelques-unes de nos tumeurs, où les altérations nutritives des cellules épithéliales sont manifestes, le nucléole devient vésiculeux, efface le noyau ; celui-ci n'étant plus appréciable, ce serait donc le nucléole non calcifié qui donnerait à la cellule son aspect caractéristique en tranchant par sa réfringence spéciale sur le reste obscur de protoplasma. Cette altération du nucléole ne serait pas dans nos tumeurs un phénomène constant, car sur les préparations de plusieurs d'entre elles la cellule épithéliale calcifiée ne présente plus qu'un amas de fines granulations parmi lesquelles il est impossible de trouver ta ce du noyau et du nucléole.

Quoi qu'il en soit dans certains points où la calcification n'est pas complète, le noyau se colore bien par le carmin, tandis que le protoplasma reste gris ou prend faiblement l'acide picrique puis, à mesure qu'on avance vers le centre des masses calcifiées, le noyau pâlit de plus en plus pour devenir absolument clair (Pl. II, fig. 3); c'est donc suivant l'expression du professeur A. Malherbe l'*ultimum moriens* de la cellule.

(1) Loco cit., p. 310 et 311.

Les cellules calcifiées sont la plupart du temps soudées ensemble, de façon à former une mosaïque fort régulière. Les masses ou boyaux qu'elles forment constituent, en général, la masse principale de la tumeur. Cependant dans l'observation IV les deux substances osseuse et épithéliales semblaient en proportions égales. Au milieu des masses calcifiées on rencontre quelquefois des globes épidermiques, à cellules lamelleuses, également calcifiées (Pl. IV, fig. 2). Un élément se présente fréquemment dans nos tumeurs, nous voulons parler des cellules géantes (obs. II, III. IV, IX, X) ou myéloplaxes. Elles se rencontrent indistinctement dans les épithéliomes calcifiés, à trame osseuse, fibreuse ou conjonctive. Dans l'observation IX, d'une loupe envahie par un processus épithélial, nous en avons vu en grand no nbre au milieu d'un tissu conjonctif très jeune. Elles sont tantôt en contact immédiat avec l'épithélium, disposées par rangées (Pl. II, fig. 3), tantôt elles occupent le centre d'un lobule calcifié, comme nous l'avons remarqué avec surprise dans une préparation de la tumeur n° 97. En général, elles occupent le centre des travées conjonctives et s'accolent aux masses épithéliales. Sur la tumeur n° 20, nous avons pu voir des cellules géantes colorées en partie par le carmin, présenter à l'une de leurs extrémités la calcification complète des noyaux et du protoplasma. Sur d'autres, la partie calcifiée occupait le corps de la cellule, tandis que les extrémités étaient encore colorables. Certaines d'entre elles n'avaient plus que deux ou trois noyaux colorés, tout le reste de leur masse, parfaitement délimitée, était envahi par la calcification. Enfin dans quelques endroits, au milieu de la trame conjonctive, sur plusieurs de nos tumeurs, on peut observer autour d'un point calcifié toute une couronne de cellules géantes.

Nous rappellerons ces curieuses dispositions en traitant du développement.

Les lobules épithéliaux ne sont pas toujours calcifiés en totalité. Dans la plus jeune de nos tumeurs (Pl. IV, fig. 1), ils se présentent avec tous les caractères des cellules de l'épithéliome vulgaire, et contiennent à leur centre des globes épidermiques très distincts, formés de cellules plates, emboîtées, renfermant des granulations d'éléidine. Dans cette même tumeur, on rencontre des cellules analogues à celles qui occupent la partie centrale des culs-de-sac sébacés, avec un noyau manifestement à l'état vésiculeux. Ce serait là une preuve de plus pour placer le siège de l'épithéliome calcifié dans les glandes sébacées. Les lobules non calcifiés ne permettent pas d'élever le moindre doute sur la nature épithéliale de la tumeur, ils rappellent absolument la disposition lobulée des épithéliomes vulgaires. Sans la calcification qui occupe le centre de chacun d'eux, on croirait avoir sous les yeux un cancroïde classique.

Au voisinage des masses calcifiées, en contact avec elles, on peut observer quelquefois (obs. IV) des cristaux de cholestérine. Autour des globes épidermiques, qui sont également envahis par les sels calcaires, les cellules épithéliales deviennent lamelleuses et se rapprochent du type épidermique. C'est à ce moment que la calcification s'en empare et les fixe dans leur forme dégénérée ; leur noyau disparaît, et elles ressemblent alors à s'y méprendre aux cellules de l'athérome calcifié.

On peut trouver au voisinage de ces cellules lamelleuses dés masses amorphes, granuleuses, très réfringentes par places, et qui ne sont que des blocs de cellules épidermoïdes calcifiées. Cet état particulier des cellules épithéliales

Chenantais.   4

dans l'épithéliome calcifié développé secondairement
(obs. IX) établit une sorte de transition entre celui-ci et
l'athérome calcifié. Ordinairement dans l'épithéliome calcifié la calcification s'empare de la cellule à l'état adulte,
dans la plénitude de ses attributions actives, c'est-à-dire
pourvue de son noyau et de son nucléole. A part quelques
globes épidermiques, on n'y voit pas la cellule arriver au
terme de la dégénérescence épidermique qui implique en
soi un bien moindre degré de vitalité néoplasique.

Le processus spécial que nous observons dans cet épithéliome calcifié, développé secondairement dans un athérome, nous semble trouver une explication rationnelle
dans l'âge de la malade, et surtout dans la pauvreté vasculaire originelle de l'athérome. Il est donc permis de supposer que, dans des conditions d'évolutions identiques,
on pourra retrouver ce caractère mixte de l'élément essentiel de l'épithéliome calcifié. Nous ne saurions conclure de
ce seul fait que dans tous les cas où il se sera développé
secondairement, les cellules se présenteront avec ce type
épidermique qui les rapproche de la loupe ; mais il est bon
d'être prévenu de la possibilité du fait. Les développe-
ments que nous avons donnés à l'étude anatomique de nos
tumeurs permettront, en somme, en se basant sur le type
caractéristique d'une cellule épithéliale calcifiée dans sa
forme, et sur le fait d'une trame conjonctive où sont disséminées des cellules géantes, d'affirmer, avec de grandes
chances d'être dans le vrai, que la tumeur en observation
est un épithéliome calcifié, à type intermédiaire. Nous insistons tout spécialement sur la présence des myéloplaxes
dans les cas douteux. Comme nous le verrons en traitant
du développement, ces grandes cellules paraissent jouer
un rôle important dans l'histoire de l'épithéliome calcifié.

Nous pouvons ajouter en passant que dans aucun cas d'athérome calcifié, pur de tout mélange d'épithéliome calcifié, nous n'avons vu apparaître les grandes cellules ; dans l'épithéliome ordinaire, nous ne croyons pas non plus qu'elles aient été signalées et, de fait, sur une foule de préparations de cancroïdes examinées à ce point de vue, il nous a été impossible d'en apercevoir une seule.

II. Rapports de l'épithéliome calcifié avec les tissus ambiants. — La tumeur est toujours sous-cutanée et n'affecte aucune connexion avec le squelette. Sa mobilité et son indépendance sont parfaites.

Elle est quelquefois revêtue d'une couche de tissu adipeux, quelquefois d'une membrane kystique indépendante de la membrane propre. Enfin dans d'autres cas sa membrane d'enveloppe se continue sans ligne de démarcation appréciable avec le tissu conjonctif qui l'entoure. C'est dans ces cas que l'on peut observer sur les limites de la tumeur de petites traînées de cellules épithéliales qui fusent dans le tissu conjonctif ; leur disposition rappelle, moins leur calcification, les nids d'envahissement du cancroïde.

La peau qui revêt la tumeur, saine dans les cas où la tumeur est très petite ou peu exposée aux traumatismes, est souvent amincie et exulcérée ; elle peut présenter une certaine vascularisation et même s'enflammer. Ces modifications ne sont dues qu'à l'action purement mécanique du volume et du poids de la tumeur exposée au frottement et à la pression des vêtements. Le néoplasme jouant le rôle d'un véritable corps étranger dans le tissu conjonctif, celui-ci, sous l'influence des pressions répétées se transforme en bourse séreuse. C'est là, suivant nous, l'origine de la membrane kystique qu'on observe parfois autour de l'épithéliome calcifié et qui pourrait faire croire à son développement dans un kyste préexistant. Le kyste est, au contraire secondaire et n'est qu'une petite séreuse accidentelle et qui présente deux feuillets : un feuillet pariétal en rapport avec le tissu conjonctif, et un feuillet viscéral qui revêt la membrane propre de la tumeur (Pl. 11, fig. 6 B.) Entre les deux feuillets on peut observer de petits tractus conjonctifs qui établissent l'échange nutritif entre la tumeur et le tissu connectif ambiant. Nous avons pu voir une séreuse accidentelle, développée de cette façon autour d'un athérome calcifié du scrotum (Pl. IV, fig. 6 A). Dans tous les cas, athérome ou épithéliome calcifié, la membrane propre qui entoure la masse calcifiée, membrane conjonctive dans les deux cas, est séparée de la paroi externe du kyste par la cavité kystique. Cette petite séreuse peut s'enflammer et suppurer.

Les tractus conjonctifs signalés plus haut peuvent se rompre et alors la tumeur privée des vaisseaux s'arrêtera dans son évolution, pourra subir une sorte de désorganisation. Les éléments dissociés seront éliminés avec le pus à travers la peau ulcérée et criblée de fisstules. Il semble que ce soit là le mode de guérison naturelle de cette singulière tumeur.

Tels sont les rapports normaux de la tumeur avec les tissus voisins et les modifications qui peuvent s'y produire. Jamais les ganglions n'ont été affectés ; il est inutile de discuter l'hypothèse de la généralisation possible après les 13 observations que nous rapportons plus loin.

Analyse chimique. — M. le professeur Andouard a bien voulu analyser la tumeur n° 104 (obs. IV) la plus volumineuse de toutes celles que nous avons étudiées.

« L'analyse a porté sur une tumeur restée en contact avec l'alcool. La substance qui forme cette tumeur est blanchâtre et très légère après dessication. Ellle crie sous le couteau et lui résiste inégalement en ses diverses parties ce qui annonce un défaut d'homogénéité confirmé par l'analyse. Effectivement le dosage des éléments minéraux effectué sur 4 points différents a donné les résultats suivants : 11,843 0/0, 12,576 0/0, 13,235 0/0.

Voici la composition centésimale de cette tumeur supposée sèche :

Tissus, principes organiques insolubles dans l'eau		81.018
Albumine, principes organiques solubles dans l'eau		0.984
Matière grasse neutre		4.440
Sels solubles dans l'eau.	Chlorure alcalin	0.936
	Sulfate alcalin	0.302
	Carbonate alcalin. Phosphate alcalin.	0.365
Sels insolubles dans l'eau.	Phosphate de chaux	9.276
	Carbonate de chaux	2.114
	Oxyde de fer, etc.	0.565
	Total	100.000

On voit par le tableau qui précède que la substance de l'épithéliome calcifié à trame en partie ossifiée comprend plus de 11 0/0 de sels calcaires, phosphaste et carbonate de chaux. L'athérome simple n'en contient qu'une quantité insignifiante.

III. DIAGNOSTIC ANATOMIQUE. — Nous pouvons, avancer sans crainte d'exagération, que la plupart des tumeurs ossiformes de la peau, ostéomes sous-cutanés, kystes à contenu crétacé, loupes contenant des grumeaux calcaires logés dans de petites cavités, polyadénomes calcifiés, ne sont que des athéromes calcifiés ou des épithéliomes calcifiés méconnus soit par suite du défaut d'emploi d'une technique convenable, soit par le manque d'un nombre suffisant d'observations du même genre permettant une bonne étude histologique.

Une trame conjonctive ou osseuse colorable par le carmin ; au milieu de cette trame des agglomérations de cellules formant des masses grisâtres disposées comme les lobules de l'épithéliome tubulé et lobulé, telle est à un faible grossissement la disposition typique de l'épithéliome calcifié (Pl. II et III). La vraie caractéristique des tumeurs qui nous occupent est la cellule épithéliale. Si celle-ci, polyédrique ou aplatie, renferme un noyau clair, tranchant sur un protoplasma plus sombre rempli de granulations calcaires, le diagnostic de l'épithéliome calcifié est établi. L'aspect de ces cellules calcifiées est tellement spécial que deux ou trois d'entre elles permettent à un observateur déjà familiarisé avec l'épithéliome calcifié, de reconnaître immédiatement la nature du néoplasme. Que l'on se reporte à l'examen des tumeurs qui font l'objet de nos 13 observations et l'on verra, qu'à part la régularité dans la forme, les caractères particuliers du noyau et du protoplasma propres à l'épithéliome calcifié sont toujours constants. Il est, du reste, peu de tumeurs dont l'élément typique subisse aussi peu de variations. L'épithéliome calcifié est une des tumeurs dont le classement prête le moins au doute. Le produit pathologique qui, à l'œil nu, se rapproche le plus de l'épithéliome calcifié, l'athérome calcifié, présente extérieurement le même aspect que cette tumeur, mais l'examen histologique ne permet pas d'hésiter entre une tumeur complètement dépourvue de trame conjonctive ou autre, et présentant au lieu d'un groupe-

— 55 —

ment ordonné d'éléments cellulaires distincts, des blocs
de matière amorphe, parsemée de fentes et de lacunes.
Si l'on peut quelquefois dans l'athérome calcifié distinguer des contours de cellules, celles-ci n'ont plus ni noyau,
ni nucléole appréciable, et enfin, signe important, il n'y a
jamais de trame cloisonnant tout l'intérieur du produit
pathologique.

Comme nous l'avons vu à propos de l'épithéliome calcifié secondaire, on peut se demander si le processus épithélial développé dans un athérome calcifié est bien un épithéliome calcifié. En s'appuyant sur le fait d'une trame
conjonctive contenant des cellules épithéliales avec tendance épidermique ou non, mais toujours calcifiées, en
tenant compte également de la présence possible de cellules géantes fréquemment associées à l'évolution épithéliale
de nos tumeurs, on devra considérer les modifications
néoplasiques précédentes survenant dans une loupe comme
un épithéliome calcifié secondaire.

En somme un seul fait d'épithéliome calcifié étant connu,
on peut, à première vue, en diagnostiquer un second, tant
le type de ce néoplasme varie peu. Que l'on compare à cet
effet les figures 1 et 2 de la planche II, les figures 1 et 2 de
la planche III, on verra toujours la même disposition des
éléments caractéristiques de la tumeur.

Il serait fort intéressant de faire subir à toutes les tumeurs classées parmi les ostéomes de la peau, ostéomes
discontinus, un sérieux examen microscopique; l'histoire
de l'épithéliome calcifié ne pourrait manquer de s'enrichir
aux dépens de celle de ces tumeurs osseuses. Les faits
d'ostéomes vrais de la peau sont-ils nombreux? Wirchow
(Traité des tumeurs), signale quelques plaques osseuses

développées sur le bord de vieux ulcères. Rey (1) a observé de l'os vrai dans les corps caverneux de la verge ; le même phénomène peut donc se produire dans le tissu conjonctif sous-cutané. Mais en considérant que toutes les tumeurs ossiformes que nous citons dans nos observations ne sont que des épithéliomes calcifiés à trame osseuse, on peut en conclure que le phénomène en question doit être fort rare.

Y a-t-il lieu après la description détaillée que nous venons de faire de l'épithéliome calcifié, d'insister sur le diagnostic anatomique différentiel, avec les polyadénomes sudoripares du professeur Verneuil, rangés par MM. Cornil et Ranvier parmi les épithéliomes intra-glandulaires? Ce serait bien inutile. La plus jeune de nos tumeurs (pl. IV, fig. 1) présente bien quelques lobules non calcifiés, mais au centre de ces masses apparaît encore la cellule calcifiée type qu'on ne retrouve dans aucun fait d'épithéliome intra-glandulaire. (Voy. les obs. d'épithél. intra-gland. citées plus haut.) Sans la calcification des cellules, cette tumeur devrait naturellement être considérée comme un épithéliome au début localisé dans une glande sébacée.

IV. Développement. Siège. — En plaçant le siège de nos tumeurs dans les glandes sébacées, nous nous sommes basé sur l'examen de plusieurs faits. La tumeur n° 97 (obs. III) présentait par place les lésions de l'athérome simple à côté des lésions caractéristiques de l'épithéliome calcifié. Dans certains points de cette tumeur, les éléments cellulaires rappelaient d'une façon frappante les cellules des glandes sébacées normales à l'état vésiculeux ; sur d'autres points les cellules épithéliales contenaient des gouttelettes

(1) Bulletin de la Société anatomique de Paris, décembre 1872.

de graisse. L'observation IV nous a permis de voir au contact des cellules calcifiées des cristaux de cholestérine et des amas cellulaires semblables à ceux de l'athénome. De plus, dans l'observation IX, nous voyons un épithéliome calcifié se développer au milieu d'une vieille loupe. En présence de ces faits il était naturel de localiser le néoplasme que nous étudions dans les glandes sébacées.

L'épithéliome calcifié peut être primitif, nous en avons une preuve dans la tumeur n° 97, où nous voyons que le début de l'affection ne remonte qu'à deux mois chez un enfant tout jeune, et cependant la tumeur présente dans toute son étendue les lésions spéciales de l'épithéliome calcifié. Le début secondaire est, avons-nous dit, indiscutable, puisque que nous prenons sur le fait l'évolution épithéliale dans une vieille loupe (obs. IX).

D'après ce que nous avons pu observer sur la plus jeune de nos tumeurs, voici comment s'opère ce développement. La couche la plus externe des cellules tapissant la membrane glandulaire prolifère en formant dans l'intérieur du kyste des assises nombreuses qui repoussent au centre du néoplasme les cellules épidermiques. Le tissu conjonctif de la membrane glandulaire, subissant l'influence du voisinage forme des papilles qui s'avancent dans l'intérieur du kyste. Ces papilles, en se rencontrant, forment de véritables cloisons qui constituent la trame de la tumeur. Ce processus, qui s'éloigne peu de celui de l'épithéliome intraglandulaire au début nous semble convenir à tous les cas d'épithéliomes calcifiés secondaires ou primitifs.

Nous allons étudier successivement l'évolution épithéliale et l'évolution conjonctive. L'accroissement de la tumeur se fait au dedans et au dehors du néoplasme; mais l'envahissement nous semble presque insignifiant.

— 58 —

A. *Développement au dedans de la tumeur.* — Le développement se fait autour et au dedans des masses calcifiées, dans la moelle et au milieu des travées connectives. Suivant l'opinion du professeur A. Malherbe, que nous partageons entièrement, nous admettons avec lui que, dans ces trois points, les cellules épithéliales calcifiées se forment aux dépens des cellules géantes, nous appuyant sur ce fait singulier que dans toutes les tumeurs examinées par nous qui n'étaient pas desséchées au moment de l'examen, nous avons trouvé constamment des myéloplaxes. Au premier abord nous pensions avec MM. Malassez et Monod (1) que ces masses protoplasmiques n'avaient dans nos tumeurs, comme dans tant d'autres productions inflammatoires et néoplasiques, qu'un rôle purement vasoformatif, et nous dirigeâmes nos recherches dans ce sens. Or, nos tumeurs très pauvres en vaisseaux ne présentent que quelques rares capillaires. Cette profusion de cellules vaso-formatives était donc inexplicable pour un aussi piètre résultat. Les myéloplaxes semblaient dans nos tumeurs déserter le voisinage des capillaires pour se rapprocher des masses calcifiées ou former des îlots nombreux au milieu du tissu connectif de la trame. Plus les faits d'épithéliome calcifié se présentaient à notre étude et plus nous étions frappés de la tenacité des rapports des grandes cellules à noyaux multiples avec l'épithélium calcifié. En voyant ces relations toujours intimes et toujours les mêmes, le professeur A. Malherbe ne put se refuser à conclure que ce luxe de cellules ne pouvait être en rapport avec la faible vascularisation du néoplasme, mais devait jouer un rôle important dans la production des cellules calcifiées,

(1) Archives de physiologie, 1878, p. 375.

En dirigeant nos recherches dans ce sens, nous avons constaté que certaines cellules géantes (pl. IV, fig. 5) étaient à moitié transformées en cellules épithéliales calcifiées, que d'autres occupaient le centre de lobules épithéliaux calcifiés et qu'elles affectaient presque toujours le long des masses épithéliales la disposition représentée pl. II, fig. 4. En présence de ces faits indéniables, il était logique d'admettre que la cellule géante se segmente autour de chaque noyau, qui, ainsi isolé, devient le centre d'une masse protoplasmique et par conséquent une cellule complète. Cette genèse de l'épithélium par segmentation d'une masse protoplasmique ou sarcodique parsemée de noyaux, est indiquée depuis longtemps par le professeur Robin, et nous semble parfaitement justifiée dans le cas de nos tumeurs.

Les cellules calcifiées ne sont pas toutes produites par les cellules géantes; dans certains points la calcification envahit la cellule développée d'avance (pl. II. fig. 3). Quant aux cellules non calcifiées, nous ne savons rien de leur développement.

Accroissement au dehors. — L'envahissement de l'épithéliome calcifié est identique à celui de l'épithéliome tubulé, lobulé, et du carcinome, c'est-à-dire que sur des coupes intéressant la membrane et le tissu conjonctif voisin, on voit de petites traînées de cellules à gros noyau occupant les espaces lymphatiques du tissu connectif. En présence de cette identité de processus des épithéliomes et du carcinome, et de l'identité de rapports de la cellule épithéliale avec le système lymphatique qui crée pour ces tumeurs de gravités si diverses la même disposition à l'infection, on est bien forcé d'admettre la spécificité de la cellule. Tout dépend en effet de sa vitalité, de son activité fonctionnelle et de son pouvoir infectant, toutes propriétés que nos moyens d'investigation ne nous permettent pas encore de reconnaître. Dans nos tumeurs la spécificité de la cellule est bien reconnaissable à la calcification qui en fait toute la bénignité ; aussi ne saurions-nous admettre les brillantes hypothèses de Virchow (1) en ce qui concerne les tumeurs épithéliales.

Comme nous venons de le voir, c'est la calcification de la cellule qui fait toute la bénignité de l'épithéliome calcifié. L'enkystement ne doit venir qu'en seconde ligne, puisque nous venons de voir que l'on peut trouver au delà de la membrane d'enveloppe des foyers d'envahissement.

B. *Accroissement de la trame.* — Suivant l'opinion du professeur A. Malherbe, la trame naît toujours par bourgeonnement de la membrane d'enveloppe sous forme de petites cloisons et de colonnes qui, venant de tous les points de la périphérie, se rencontrent, se fusionnent, et forment ainsi le stroma de la tumeur. L'observation IX est à ce sujet très probante. Mais quand le néoplasme est encore très petit et pour ainsi dire localisé dans la glande, la trame naît-elle encore ainsi de toutes pièces? Nous pensons que dans ce cas le développement de la trame se fait par la même mécanisme, c'est-à-dire qu'au début de l'irritation néoplasique les cellules épithéliales de la périphérie augmentent en nombre et repoussent au centre des culs-de-sac les cellules graisseuses. La membrane de la glande persiste très longtemps, et de sa face interne naissent de petites papilles, origine de la trame. C'est en ceci que le mode de développement de l'épithéliome calcifié nous semble différer de celui de l'épithéliome ordinaire. Dans cette espèce le stroma est le résultat de l'isolement des travées

(1) Pathologie cellulaire, 4ᵉ édition franç., p. 558.

conjonctives péri-glandulaires par les bourgeons épithé-
liques qui dépassent rapidement la membrane de la glande
sébacée. L'épithéliome calcifié, comme nos observations
le prouvent, se développe surtout aux dépens de sa masse
et a très peu de tendance à l'envahissement. L'hypothèse
de A. Malherbe sur le développement de la trame nous
paraît donc la plus rationnelle.

Quel que soit son mode d'apparition, la trame présente
au premier abord de grandes variétés suivant l'âge des tumeurs qu'on étudie, mais nous avons vu déjà que ces variétés ne sont que des étapes dans l'évolution normale du
stroma, évolution qui semble devoir fatalement aboutir
à l'ossification. Dans les tumeurs très jeunes, les fibrilles
conjonctives sont très fines et sonts éparées par un grand
nombre de cellules rondes ou fusiformes ; quelques capillaires se voient dans la trame. Au milieu des faisceaux
connectifs qui s'écartent parfois pour les loger se trouvent
les cellules géantes. Plus la tumeur est âgée et plus le
tissu conjonctif se rapproche de l'état fibreux ; il arrive
enfin à un tel degré de condensation que les cellules fusiformes sont à peine appréciables (Pl. IV, fig. 2). En même
temps les travées s'accroissent et leurs dimensions égalent
ou surpassent en surface l'étendue des masses calcifiées.
Dans les tumeurs jeunes, les amas épithéliaux sont, au
contraire, l'élément prédominant.

L'ossification de la trame est le *terminus* néoplasique du
tissu connectif. Cette ossification se retrouve dans toutes
ses tumeurs âgées et souvent adultes (obs. IV, V, VI, VII,
VIII, X). Dans les épithéliomes calcifiés très anciens, l'os,
élément dominant, apparaît avec tous ses caractères es-
sentiels : ostéoplastes et canaux de Havers ; les travées os-
euses se creusent de cavités contenant de la moelle em-

bryonnaire ou adipeuse ; le long des trabécules apparaissent les ostéoblastes ; enfin le pourtour cavités médullaires est circonscrit par des lignes courbes en tout semblables aux festons d'ossification de l'os vrai. L'ossification débute le plus souvent au centre du néoplasme, quelquefois elle commence par la périphérie. Ce sont ces cas qui ont fait croire à l'ossification de la membrane d'un kyste sébacé. La membrane proprement dite, même dans ces circonstance semble toujours respectée (obs. VII). Les vaisseaux quand la tumeur est ossifiée en totalité occupent les espaces médullaires et les canaux de Havers, ils paraissent formés d'une simple tunique épithéliale.

En résumé, quand l'ossification de la trame et la calcification des cellules se font rapidement, la tumeur arrivée à l'état complet reste petite et passe à l'état de corps étranger de la peau, puis s'entoure d'une bourse séreuse. Si la calcification cellulaire est plus lente la tumeur peut acquérir de grandes dimensions, presque le volume du poing.

En repassant brièvement l'anatomie pathologique, nous voyons que l'épithéliome calcifié débute dans une glande sébacée par la prolifération de ses cellules épithéliales.

Que ces cellules tendent à devenir atypiques, à se rapprocher de celles de l'épithéliome lobulé.

La calcification arrête leur évolution.

Les cellules de l'épithéliome calcifié se développent en grande partie aux dépens des cellules géantes.

Les cellules calcifiées sont identiques dans tous les épithéliomes calcifiés.

La trame résulte de la prolifération de la membrane glandulaire.

Cette trame de nature conjonctive peut se transformer en os vrai.

Cette ossification procède toujours du tissu fibreux, jamais du cartilage.

L'envahissement se fait comme dans les autres épithéliomes, mais avec une activité bien moindre.

PATHOLOGIE ET CLINIQUE.

Nosologie. — Devons-nous discuter après la description que nous venons de faire ce titre d'*épithéliome calcifié*?

Toutes nos observations ne répondent-elles pas à cette définition de l'épithéliome pavimenteux : tumeur formée de masses épithéliales dont toutes les cellules sont soudées entre elles, impénétrables aux vaisseaux, et contenues dans un stroma conjonctif.

Le fait d'une trame osseuse doit-il nous faire ranger nos tumeurs parmi les ostéomes? Cela n'est pas admissible, puisque nous voyons (tumeur n° 13), au milieu du tissu fibreux, apparaître l'ossification comme simple modification de la trame, et ces deux états différents du tissu connectif se retrouver dans la même tumeur. Cette dénomination d'épithéliome est donc la seule rationnelle. En considérant la soudure parfaite des cellules, la tendance épidermique, les globes épidermiques, nos tumeurs se rapprochent de l'épithéliome pavimenteux lobulé ; la disposition spéciale des lobules rappelle plutôt celle de l'épithéliome tubulé. Il tient en somme de ces deux espèces si voisines. Comme l'épithéliome vulgaire, il se développe dans une glande sébacée (voy. les observations d'épithéliome enkysté citées plus haut), est enkysté parfois comme lui, et procède par un mode d'envahissement identique, après avoir dépassé la membrane glandulaire (obs. IV).

Ainsi donc il est impossible de ne pas ranger nos tumeurs dans la classe des épithéliomes pavimenteux. La constitution de cette espèce devra donc comprendre :

L'épithéliome pavimenteux lobulé;

—   —   tubulé;

—   —   perlé ;

—   —   calcifié.

Etiologie. — L'épithéliome calcifié est fort rare, 8 cas ont été recueillis dans l'espace de six ans, les autres remontent à une époque plus reculée. Nous devons noter encore ici que sur ces 13 cas, 6 sont des tumeurs ossiformes de la peau. Il est probable que cette classe de tumeurs retient à son actif bon nombre d'épithéliomes calcifiés, sinon tous.

Il est très difficile de trouver une cause à l'épithéliome calcifié, il paraît cependant débuter de préférence chez de jeunes sujets, même des enfants. En réunissant toutes nos observations, nous voyons :

Observation   1. — Kyste à contenu calcifié. femme âgée.

    —   2. — Tumeur molle à grumeaux calcaires, fille, 14 ans.

    —   3. —   —   —   fille, 16 mois.

    —   4. — Ossiforme (ossif. part.), fille, 20 ans.

    —   5. — Ossiforme (ossif. part.), homme, 18 ans.

    —   6. — Ossiforme (ossif. totale), femme, 50 ans.

    —   7. — Ossiforme (ossif. part.), femme âgée (?).

    —   8. — Pas de détails.

    —   9. — Loupe dégénérée, fille, 56 ans.

    —   10. — Ossiforme (ossif. totale), homme, 38 ans.

    —   11. — Molle à grumeaux calcaires, fille, 9 mois.

    —   12. —   —   —   femme, 42 ans.

    —   13. —   —   —   homme, 45 ans.

En ajoutant à ce tableau les faits cités à l'historique :

Wilckens. Ossiforme, femme, 43 ans.
Trélat..... Ossiforme, femme, 27 ans.
Ovion..... Molle à grum. calc., fille, 18 ans.

Sur 15 cas d'épithéliome calcifié, 12 se rapportent à des femmes. Le sexe féminin semble donc prédisposé à ce genre de tumeurs, mais nous ne pouvons que nous en tenir à cette simple constatation, vu le petit nombre de faits dont nous disposons.

L'épithéliome calcifié paraît être une maladie de la jeunesse et même du premier âge, à l'inverse du cancroïde ordinaire qui s'observe surtout chez les vieillards. L'épithéliome pavimenteux vulgaire peut néanmoins se voir chez de jeunes sujets et se développe alors sur d'anciennes cicatrices ou à la suite de la curieuse affection connue sous le nom de psoriasis buccal. Ces faits doivent cependant être regardés comme exceptionnels. D'après le tableau qui précède, deux cas d'épithéliome calcifié se sont présentés chez des personnes relativement âgées, le n° 12 et le n° 9. Dans cette dernière observation, c'est peut-être à l'âge même du sujet et au fait du développement dans une vieille loupe que l'épithéliome calcifié a dû de présenter une modification de son type ordinaire. Le tableau précédent nous donne l'âge des malades au moment de l'ablation de la tumeur, mais en se reportant à nos observations, on verra que presque toujours celle-ci datait de l'enfance ou remontait à huit, dix ou vingt ans.

La dégénérescence très précoce d'un kyste sébacé est la seule cause prédisposante qui nous semble avoir quelque valeur. En dehors d'elle, il paraît impossible de trouver dans le fonctionnement des organes sébacés une autre lésion pouvant amener le développement du néoplasme.

Chenantais.   5

Comme nous l'avons vu, les glandes sébacées, fort actives à la fin de la vie intra-utérine, sommeillent depuis cette époque jusqu'à la puberté. Le début de l'épithéliome calcifié nous semble correspondre à une de ces deux époques, mais on peut fort bien ne voir là qu'une simple coïncidence.

Le traumatisme, cause banale de bien des tumeurs paraît avoir, d'après nos observations, une certaine valeur dans le développement de l'épithéliome calcifié. Dans l'observation IX un coup de peigne semble avoir éveillé le processus néoplasique; le malade de l'observation X attribue sa tumeur à une piqure de guêpe ; nous trouvons encore (obs. XI) comme cause occasionnelle une piqûre d'aiguille. Ces traumas légers, les frottements répétés dus aux vêtements, l'irritation parfois provoquée par le malade lui-même dans l'espoir de voir disparaître sa tumeur, telles sont les seules causes probables du développement néoplasique. Mais il y a des cas où il est absolument impossible de rattacher la production morbide à une cause appréciable, ce qui est du reste l'ordinaire pour la plupart des tumeurs.

Le siège de l'épithéliome calcifié est variable, cependant il ne paraît pas dépasser la tête, le tronc et les membres supérieurs.

D'après nos 13 observations et les trois faits de Wilckens, Trélat, Ovion on peut décomposer le siège de nos tumeurs comme suit :

Sourcil	4
Front	1
Peau du cou	4
Lobule de l'oreille	1
Région parotidienne	1
Peau du dos	2
Peau du bras	2

La peau du cou et celle du sourcil fournissent les chiffres les plus élevés ; mais il est probable que l'épithéliome calcifié peut se développer partout où se trouvent les glandes sébacées, dans les régions sujettes à des frottements et à des pressions.

Symptômes. — Les symptômes varient suivant que la tumeur présente la consistance osseuse ou sarcomateuse.

Quand elle donne au toucher la sensation élastique du fibrome ou du sarcome, elle ne se distingue pas de la loupe. Comme cette tumeur, elle est sous-cutanée, parfaitement mobile sur le plan profond et peut être saisie entre les doigts. Son volume varie de celui d'une petite noisette ou même d'un grain de chènevis à celui d'une noix et au delà. La peau qui recouvre la tumeur est généralement saine ; cependant on peut observer quelquefois un point adhérent au centre, et un peu de rougeur dans les parties voisines ; le derme quelquefois aminci laisse voir par transparence les bosselures jaunâtres du néoplasme. Enfin la peau ulcérée par suite de frottements peut se cribler de petites fistules à travers lesquelles s'éliminent des grumeaux jaunâtres, parties essentielles de la tumeur. Dans ce cas le produit morbide ressemble, suivant l'expression du Dr Heurtaux, à une amygdale enflammée avec ses cryptes.

Si la trame est ossifiée, la dureté de la tumeur est extrême et rappelle celle de la pierre. La mobilité est toujours complète et il n'y a pas davantage dans ce cas d'adhérences avec le squelette. L'indolence est complète jusqu'à l'apparition des phénomènes inflammatoires du côté de la peau. Tout au plus les malades éprouvent-ils un léger pincement, des picotements au niveau de la tumeur, ou un peu de sensibilité obtuse à la pression. Quand la peau s'ulcère et s'enflamme, ces phénomènes sont plus accusés mais l'état général ne semble pas en souffrir. C'est à ce moment que le stylet permet de constater la présence sous la peau d'une masse dure, pierreuse, friable par endroits et permet de poser le diagnostic. D'autres fois la bourse séreuse qui enveloppe la tumeur s'enflamme et suppure, puis, après avoir pendant quelques jours laissé écouler une quantité variable de pus, elle se referme pour se rouvrir un peu plus tard et ainsi de suite. Ce sont ces alternatives qui décident le plus souvent le malade à se débarrasser de sa tumeur. En dehors de ces lésions purement locales il n'y a jamais de complications à distance, telles que ganglions engorgés ou infectés, fusées purulentes, décollements de la peau. Nous avons vu que l'ablation n'est jamais suivie d'accidents et que la guérison est la règle; on peut se demander quel serait le mode adopté par la nature pour se débarrasser de l'épithéliome calcifié? Il est probable qu'à la suite de l'ulcération de la peau et de la suppuration de la poche kystique la tumeur s'éliminerait d'elle-même après avoir rompu les faibles tractus conjonctifs qui relient sa membrane au tissus connectif voisin, de la même manière qu'un corps étranger de la peau se fraye un chemin à l'extérieur après avoir provoqué une série d'abcès. Peut-être la tumeur à l'état mou peut-elle subir une vraie désorganisation sur place, après rupture de ses liens vasculaires, circonstance qui en favoriserait l'élimination partielle avec le pus (1).

(1) M. le professeur Trélat a eu l'obligeance de nous donner les renseignements suivants sur un fait très curieux d'épithéliome calcifié.

Il y a deux ans, une jeune fille de 18 ans vint à la consultation de la Charité, portant au mollet une surface ulcérée et fongueuse. Au milieu des bourgeons charnus et comme enchatonnée se trouvait une petite tumeur noire et arrondie qui, suivant l'expression du professeur, ressemblait absolument à une balle de fusil. Quelques légers grattages à la surface de la tumeur l'ébranlèrent et elle tomba de sa

En tous cas ces terminaisons n'ont pas été observées jusqu'ici.

En somme, quand la trame n'est pas ossifiée, l'épithéliome calcifié présente tous les signes d'une tumeur bénigne mobile et enkystée ; quand la trame est osseuse, la consistance spéciale, la mobilité et l'examen direct ne peuvent se rapporter à aucune autre tumeur.

La marche de ce néoplasme est fort lente. La tumeur peut devenir stationnaire, quoique d'un petit volume, quand le stroma a été envahi totalement par l'ossification. D'autres fois elle continue à s'accroître (Obs. IV), sans qu'il soit possible d'en trouver la raison. La plus grosse de celles que nous ayons vues atteignait presque le volume du poing. Les exostoses discontinues de Virchow pesaient jusqu'à dix livres ; si ce sont bien des épithéliomes calcifiés on voit que cela suppose un volume considérable.

La guérison sans complications est la règle après l'ablation du néoplasme. Nous n'avons pas observé de terminaison naturelle, et l'on a vu plus haut qu'il est possible que la tumeur s'élimine d'elle-même à travers la peau ulcérée

petite loge. Un pansement simple fut appliqué et la malade ne revint pas.

La tumeur examinée par M. Déjérine fut reconnue pour un épithéliome calcifié.

Nous trouvons bien en effet ici les signes cliniques ordinaires de l'épithéliome calcifié : début très lointain, jeune âge du sujet, sexe féminin ; mais le fait le plus intéressant est, sans contredit, le siége de la tumeur au niveau du mollet et son élimination pour ainsi dire spontanée. Notre hypothèse se trouve donc pleinement justifiée relativement à la guérison naturelle de l'épithéliome calcifié. Il y a eu dans ce cas-ci formation d'une bourse séreuse autour du produit morbide, inflammation, ulcération et bourgeonnement de cette poche, de sorte que la tumeur mise à nu était sur le point d'être expulsée quand le professeur Trélat hâta son élimination.

ou à la suite d'inflammations répétées de la poche kystique enveloppant la tumeur.

L'épithéliome calcifié dans aucun cas n'a présenté de
complications. Nous avons vu que, bénin dès le début, ses
cellules épithéliales subissent toujours la calcification, et
le stroma souvent l'ossification. Comme complication lo-
cale il n'y a donc que l'inflammation et l'ulcération de la
peau qui revêt la tumeur, et la suppuration de la poche
kystique enveloppante. Dans aucun cas les phénomènes
généraux n'ont été signalés.

Diagnostic et pronostic. — Nous venons de voir que, lorsque la trame de l'épithéliome calcifié est osseuse ; la consistance pierreuse, la mobilité parfaite, le défaut d'adhérence au squelette, et quand la peau est ulcérée, l'examen direct à l'aide du stylet qui heurte la substance osseuse, permettent de ranger immédiatement la tumeur
parmi les épithéliomes calcifiés. Les tumeurs qui s'en rapprochent, les ostéomes et les chondromes ont d'autres signes spéciaux. Ce sont pour les ostéomes : le défaut de mobilité, l'adhérence au squelette et la situation sous-aponé-
vrotique qui permet à la peau de glisser librement sur
toute la surface de la tumeur; pour les chondromes : la dureté moindre, la situation spéciale dans la région parotidienne, les glandes salivaires, le testicule etc. Une seule
tumeur peut être confondue avec l'épithéliome calcifié,
c'est l'athérome calcifié qui présente absolument les mêmes signes cliniques. L'erreur est du reste de peu d'importance, puisque les deux néoplasmes jouissent de la même
bénignité. Le diagnostic exact dans la plupart des cas ne
pourra être fait qu'après examen microscopique. Cependant
il sera bon de se souvenir que l'athérome calcifié n'a jusqu'ici
été observé qu'au scrotum. Quand la tumeur siégera dans

cette région il y aura *des probabilités* en faveur de l'athérome.

Quand l'épithéliome calcifié a la consistance fibreuse ou sarcomateuse que nous avons déjà signalée, il ressemble à toute tumeur bénigne sous-cutanée, et pourra être confondu avec le fibrome, la loupe calcifiée, même avec un épithéliome intra-glandulaire (polyadénome). L'absence de ganglions, la limitation nette, la mobilité, une peau saine au-dessus du produit pathologique, tels sont les signes communs à toutes ces tumeurs. L'erreur sera donc possible tant que l'on n'aura pas constaté le véritable signe diagnostique de l'épithéliome calcifié : ulcérationde la peau, issue de grumeaux calcaires ou constatation de leur présence. Le siège assez variable de l'épithéliome calcifié ne pourra guère permettre en dehors de ce signe, de se prononcer en faveur de cette tumeur.

En résumé, ce que l'on a considéré comme des ostéomes cutanés ou des kystes à contenu crétacé, ne sont que des épithéliomes calcifiés, et en dehors de cette nouvelle espèce, la calcification d'autres tumeurs de la peau doit être extrêmement rare.

Le pronostic est essentiellement bénin, et sous ce rapport l'épithéliome calcifié ne le cède ni à la loupe, ni au lipome. Il n'y a aucun fait de récidive, et, sur 15 cas, l'épithéliome calcifié est solitaire.

Traitement. — Le seul traitement est l'ablation. Quand la tumeur est ossifiée, il n'y aura aucun inconvénient à faire l'énucléation proprement dite, puisque la tumeur est toujours limitée. Si la consistance du néoplasme est fibro-sarcomateuse, à moins d'être absolument fixé sur la nature intime du produit morbide, il y aura avantage à disséquer assez largement la tumeur dans le tissu cellulaire ; car mieux vaut mettre toutes les chances du côté du malade en agissant ainsi, que de s'exposer à laisser sur place des noyaux d'envahissement d'un épithéliome vrai paraissant enkysté au premier abord. Nous avons vu, en traitant du diagnostic, que l'erreur est possible. Le fait d'épithéliome intra-glandulaire, que nous avons cité à l'observ. I, en est une preuve. La tumeur fut prise pour un sarcome et récidiva malgré son apparence bénigne, sa mobilité, etc. L'épithéliome calcifié pourrait donner lieu à la même erreur. Il est donc bon d'être prévenu de la possibilité du fait, et enlever plutôt plus que moins autour de la tumeur si le diagnostic est douteux.

Quant au procédé opératoire, il est d'une simplicité telle qu'il est inutile d'en parler après ce que nous venons de dire.

Telle est l'histoire de cette curieuse tumeur basée sur treize observations, que l'on retrouvera quelques pages plus loin.

En terminant cette modeste étude, nous prions M. le Dr Malherbe de vouloir bien accepter tous nos remercîments pour ses excellents conseils, et l'honneur qu'il nous a fait de nous associer à ses intéressantes études.

CONCLUSIONS.

Les glandes sébacées peuvent être atteintes d'une variété d'épithéliome pavimenteux, dont les cellules sont en partie ou en totalité calcifiées.

Le fait de la calcification des cellules est constant, et sert à distinguer des autres espèces d'épithéliome pavimenteux l'espèce épithéliome calcifié.

Le stroma de cette tumeur est de nature conjonctive. Il peut être fibreux ou osseux.

L'ossification paraît être le dernier terme de l'évolution du stroma. Elle ne change pas la nature du néoplasme.

Il se développe dans l'enfance et la jeunesse, rarement à l'âge adulte; sa marche est très lente. Il est fréquent chez la femme.

Sa bénignité est absolue; il ne récidive jamais.

Presque toutes les tumeurs ossiformes de la peau sont justiciables du nom d'épithéliome calcifié.

PIÈCES JUSTIFICATIVES

OBSERVATION I.

Kyste à contenu calcifié du sourcil.

Il s'agit d'un petit kyste du sourcil enlevé par M. Heurtaux vers
1875. Les détails de l'observation n'ont pas été recueillis. Nous trou-
vâmes dans ce petit kyste une matière crayeuse et dure, fort difficile à
dissocier. Nous y arrivâmes avec patience et nous vîmes avec surprise
des cellules ayant la forme de celles du cancroïde (épithéliome), grises,
incrustées de chaux, et ayant un noyau plus clair que le protoplasma.
Ces cellules ne se coloraient aucunement par le carmin. Nous fûmes
très intrigué par l'aspect de ces cellules, alors nouveau pour nous.
Quelques préparations conservées à cette époque furent malheureusement perdues ; mais l'aspect de ces cellules calcifiées nous avait vivement frappé et reste très net dans notre souvenir. Aujourd'hui nous
sommes certain que ces cellules étaient celles d'un épithéliome calcifié
et nous avons reconnu immédiatement comme identiques les cellules
de la tumeur qui fait l'objet de l'observation II, tumeur dont l'étude
nous a mis sur la voie de la structure de l'épithéliome calcifié. Le
kyste à contenu calcifié dont nous venons de donner une histoire malheureusement si incomplète provenait d'une femme adulte ou âgée ; il
était gros comme une lentille.

ance. — La tumeur est parfaitement enkystée

Observation II (1).

Epithéliome calcifié du cou chez une jeune fille de 14 ans (n° 91).

La tumeur, de la grosseur d'une amande, assez régulièrement ellipsoïde, était située à la partie supérieure du cou d'une jeune fille de
14 ans. L'époque du début n'a pas été notée. Elle fut enlevée par
le Dr Heurtaux qui l'envoya immédiatement au laboratoire. Elle fut
aussitôt plongée dans l'alcool à 90° et conservée dans ce liquide. (Voy.
planche I, fig. 2).

Pour faire l'étude histologique, une partie de la tumeur fut im-
mergée dans l'acide picrique, et c'est après macération dans ce réactif
qu'on put pratiquer des coupes convenables facilitées par l'action de la
gomme et de l'alcool.

Caractères macroscopiques. — La tumeur est parfaitement enkystée
par une membrane jaunâtre, demi transparente. On peut la fendre
assez facilement avec un scalpel. On constate alors que la coupe
laisse voir à l'œil nu deux substances : 1° une trame blanche, un peu
nacrée, évidemment fibreuse ; 2° une matière composée de grumeaux
jaunâtres contenus dans les lacunes de la trame, et parsemant régulièrement toute la tumeur.

On doit remarquer en passant cette distribution assez régulière de
la substance calcifiée en petites masses que séparent des cloisons
de tissu conjonctif bien vivant. Cela suffit déjà à établir une distinction importante entre le tissu de cette production et celui des tumeurs
frappées de calcification en masse, sans que les parties calcifiées présentent un enchevêtrement avec d'autres parties ayant résisté à la
calcification. Cette disposition se rencontre dans certains fibro-
myômes utérins, quelques produits inflammatoires calcifiés : fausses
membranes pleurales, etc... dans des tissus fibreux normaux, comme
par exemple le trèfle aponévrotique du diaphragme que nous avons
trouvé, chez un sujet, complètement calcifié ; enfin dans l'athérome
calcifié.

La substance calcaire en question ne fait pas effervescence avec

(1) Les tumeurs qui font l'objet des obs. II, III, IV, VII, VIII et IX,
ont été étudiées spécialement par nous et le Dr Malherbe. Nous devons
les autres observations à son obligeance.

(Note de l'auteur.)

l'acide chlorhydrique ; c'est du phosphate et non du carbonate de chaux. Il convient donc d'employer le mot de tissu *calcifié*, et non de tissu crétacé, comme l'ont fait plusieurs auteurs, pour désigner cet envahissement calcaire des tissus.

La substance calcifiée de notre tumeur se détache facilement et tombe en petits grumeaux laissant à leur place des alvéoles macroscopiques. Le tissu conjonctif qui limite ces alvéoles est très homogène et très résistant.

Examen microscopique. — Nous aurons à nous occuper successivement de l'étude des grumeaux calcifiés, de celle de la substance conjonctive, puis enfin de la membrane d'enveloppe. En examinant à l'œil nu et par transparence les coupes colorées au picro-carmin il est facile de reconnaître que la trame conjonctive seule s'est colorée, tandis que les grumeaux calcaires sont restés grisâtres ou jaunâtres. On peut voir ainsi que les masses calcaires, de forme très variable, parfois ramifiées, forment des tractus épais d'un demi à un millimètre, et longs de plusieurs millimètres. En examinant les coupes à un grossissement de 50 à 60 diamètres (obj. 2, oc. 1. Verick), on obtient une vue d'ensemble très caractéristique (voyez pl. III, fig. 2). En examinant ce dessin, on voit que les masses calcifiées qui n'ont pas du tout pris le carmin forment à peu près les deux tiers de la substance du néoplasme ; dans la préparation choisie pour modèle, ces masses forment des boyaux irréguliers.

N'était le défaut de coloration de ces masses et leur opacité, on se croirait en face d'un épithéliome tubulé type. La substance conjonctive forme entre les masses épithéliales des cloisons d'épaisseur très variable. Nous reviendrons plus loin sur sa texture.

Si l'on applique à l'un des points les plus transparents des masses calcifiées un grossissement de 170 diamètres (obj. 6, oc., 1. Verick), on voit que la masse entière est composée de cellules polygonales un peu aplaties, dont le noyau, non coloré par le carmin, se détache en clair sur l'élément anatomique. Ces cellules mesurent en moyenne de 15 à 20 μ, et leurs noyaux ont un diamètre de 8 à 9 μ ; autrement dit, le noyau a le volume d'un globule blanc du sang. Lorsque dans une de ces masses épithéliales les cellules se présentent de champ, le tissu prend un aspect fibroïde au lieu de l'aspect d'une mosaïque, très élégante sur certaines préparations, ce qui s'observe quand les cellules se présentent de face, posées à plat sur le verre porte-objet. Nous avons dit que les noyaux de ces cellules ne se coloraient pas par le carmin, tandis que le protoplasma était manifestement calcifié. Ce fait est important à noter parce que, dans l'espèce, c'est une preuve que la calcification ne commence jamais par le noyau, mais bien par le protoplasma, et que la cellule continue à vivre un certain temps après le début de l'envahissement calcaire. L'observation III nous présentera le même phénomène plus marqué et plus facile à étudier. (Pl. II, fig. 3)

Décrivons maintenant la substance conjonctive qui sépare les masses épithéliales. C'est dans le cas actuel un tissu conjonctif encore jeune, riche en cellules fusiformes et en cellules dont on ne voit que les petits noyaux ronds, colorés par le carmin. Ces cellules sont situées entre ou sur des fibrilles connectives très délicates. Au milieu de ces fibrilles rampent d'assez rares vaisseaux ayant une structure extrêmement simple, celle des capillaires. Nous n'avons trouvé d'artères ou de veines ayant les trois tuniques sur aucune de nos préparations. Tout porte donc à croire que la circulation était très pauvre dans cette tumeur. Nulle part l'état fibreux n'est très marqué dans la trame conjonctive ; le tissu est encore jeune sur tous les points.

Il nous reste à signaler dans le tissu de notre tumeur des cellules géantes et des masses épithéliales non calcifiées.

Les cellules géantes se trouvent accolées le long de presque tous les amas calcifiés. Elles se composent d'une masse protoplasmique plus ou moins régulière contenant de nombreux noyaux, soit disséminés dans la masse protoplasmique, soit ramassés en tas, si l'on nous permet l'expression, dans un des points de la cellule.

Les masses épithéliales non calcifiées contiennent quelques globes épidermiques parfaitement nets. Dans les points dépourvus de ces globes les cellules de l'épiderme se rapprochent beaucoup de celles qu'on voit dans les loupes vulgaires.

La membrane d'enveloppe est constituée par un tissu conjonctif assez dense qui donne naissance aux cloisons formant la trame de la tumeur.

En résumé, ce néoplasme se compose d'une trame conjonctive assez jeune, contenant quelques vaisseaux ; dans cette trame sont disséminés des boyaux irréguliers d'épithélium pavimenteux, à cellules parfaitement soudées ensemble. Ces masses épithéliales ne sont pas creusées comme des glandes. Il s'agit donc certainement d'une tumeur du genre *épithéliome pavimenteux*. Presque toutes les masses épithéliales ont leurs éléments incrustés de phosphate de chaux ; aussi le nom qui s'impose pour désigner ce néoplasme est celui d'épithéliome pavimenteux calcifié.

OBSERVATION III.

Epithéliome calcifié du lobule de l'oreille chez un enfant de 16 mois (n° 97).

Cette petite tumeur fut enlevée le 11 juillet 1879, par M. Heurtaux, à une petite fille âgée de 16 mois. Depuis deux mois seulement on s'était aperçu du développement de cette petite tumeur qui occupait la partie postérieure du lobule de l'oreille.

La tumeur, un peu moins grosse que le bout du pouce, est recouverte par la peau bien développée et paraissant saine à l'œil nu.

A la coupe, après macération dans l'alcool, le tissu pathologique est farci de petits grumeaux grisâtres, friables, qui s'émiettent sous le rasoir. Ce tissu grumeleux est soutenu par de petits tractus blancs d'origine conjonctive. (Voy. planche I, fig. 3.)

Examen histologique. — Sur une coupe d'ensemble de la tumeur (planche IV, fig. 1) on rencontre d'abord, au-dessous de la peau normale et du tissu connectif sous-cutané également à peu près sain, une membrane bien nette, épaisse d'environ 180 μ. Cette membrane forme une coque enveloppant totalement la tumeur. Dans l'épaisseur de cette coque, entre les faisceaux conjonctifs qui la constituent, on rencontre par places des traînées minces de cellules épithéliales gonflées ; peut-être sont-ce les cellules endothéliales d'un lymphatique. En tous cas, ces cellules doivent être un des éléments d'accroissement périphérique de la tumeur.

De distance en distance, il se détache de la surface interne de la membrane des piliers conjonctifs élégants formant avec cette dernière des espèces d'arcades. Ces piliers, ou plutôt ces cloisons, sont les origines de la trame conjonctive de la tumeur ; elles fournissent des prolongements qui se subdivisent à l'infini de manière à donner lieu à un réseau d'alvéoles macroscopiques de dimensions assez variables ; on peut voir à l'œil nu les grandes et les moyennes. Les petites se voient aisément à l'aide d'un objectif faible. Ces alvéoles contiennent des masses épithéliales tantôt calcifiées, tantôt non calcifiées. Le long de la membrane, on rencontre d'abord, comme il est facile de le voir sur la planche IV, fig. 1, des amas de cellules épithéliales encore jeunes fortement colorées par le carmin. Ce n'est qu'à une certaine distance que l'on rencontre des amas calcifiés. Les globes épidermiques sont très nombreux.

Dans certaines parties de la tumeur les cellules se transforment en lamelles épidermiques aussi régulières que celles de certains épithériomes lobulés ; dans quelques-unes de ces masses épidermiques, on encontre des gouttelettes rondes d'une substance très fortement colorée par le carmin. Nous prenions d'abord ces gouttelettes pour de très gros nucléoles ; mais c'était plutôt des particules de cette substance que M. Ranvier appelle éléidine, substance qui jouerait, suivant lui, un rôle important dans l'épidermisation des cellules.

Des masses de cellules calcifiées se composent d'éléments polyédriques plus ou moins aplatis que l'on peut dissocier assez facilement.

Ces éléments ayant un diamètre de 15 à 20 μ possèdent un noyau de 10 à 12 μ. Ils sont parfaitement soudés les uns aux autres et se présentent tantôt avec un noyau colorable par le carmin, tantôt avec un noyau non colorable qui se détache en clair sur le reste de l'élément. Jamais le protoplasma ne se colore en rose ; il prend un peu l'acide picrique du picrocarmin et devient jaunâtre. Sa coloration naturelle, après décalcification convenable, est grisâtre. Dans les points où la décalcification par les réactifs est incomplète, on ne distingue pas bien les cellules les unes des autres. Le phosphate de chaux donne aux coupes une réfringence qui empêche toute bonne observation. Le fait que le noyau reste colorable le dernier dans la cellule prouve que l'élément anatomique a été atteint de son vivant par l'imprégnation phosphatique : en effet, les éléments anatomiques nécrobiosés perdent, comme on sait, la propriété de se colorer par le carmin. Le noyau est donc l'*ultimum moriens* ; il est probable que sa calcification est toujours moins complète que celle du protoplasma, puisqu'il apparaît comme un espace clair au milieu de la cellule lorsqu'il a subi l'imprégnation phosphatique. Les cellules calcifiées, examinées après décalcification, sont grises, pleines de granulations d'une extrême finesse ou de petites hachures très délicates. Cet aspect est absolument typique. Il suffirait d'une masse composée de ces cellules pour permettre le diagnostic à tout observateur qui en aurait déjà examiné sous le champ du microsscope. Dans certains points les cellules sont aplaties, lamelleuses, et donnent lieu à des aspects variés suivant qu'on les voit de face ou de champ.

Le long des masses calcifiées (planche II, fig. 4), on trouve dans un grand nombre de points des myéloplaxes aussi belles que celles qu'on peut rencontrer dans les tumeurs myéloïdes. Sur d'autres points les cellules deviennent vésiculeuses, polyédriques et ressemblent aux cellules des glandes sébacées. Souvent dans ces cellules il y a de ces granulations vivement colorées par le carmin, qui nous semblent se rapporter à l'éléidine de M. Ranvier.

En somme, les éléments épithéliaux de la tumeur se présentent sous trois formes principales : 1° Lobules épithéliaux non calcifiés, munis de globes épidermiques et offrant une identité complète avec les lobules de l'épithéliome lobulé ordinaire ; 2° lobules mi-partie calcifiés ; 3° lobules à l'état naissant représentés par des agglomérations de cellules géantes.

La trame de la tumeur revêt la forme de tissu conjonctif fibrillaire très riche en cellules, ce qui tient au jeune âge du néoplasme.

Ce tissu conjonctif ne présente nulle part de transformation en un autre tissu de nature conjonctive (os, cartilage, tissu muqueux) ; il est creusé par places d'excavations contenant les masses protoplasmiques à noyaux multiples ou cellules géantes précédemment décrites. La trame prend son origine, comme nous l'avons dit, sur la membrane de la tumeur, et, partant ainsi de la périphérie, envoie des cloisons qui se distribuent dans tout le tissu. On trouve dans ces cloisons quelques vaisseaux très rares qui semblent de simples capillaires.

La rareté des vaisseaux est du reste un fait constant dans toutes nos observations. La proportion de la substance conjonctive est très faible par rapport à celle de la partie épithéliale, et de plus les travées de la substance conjonctive sont par places infiltrées de cellules épithéliales, comme cela se rencontre quelquefois dans les épithéliomes ordinaires. D'après cette structure, on ne saurait méconnaitre qu'il s'agit d'un épithéliome, et, vu les points atteints de calcification, le nom d'épithéliome calcifié convient parfaitement pour désigner la tumeur qui fait l'objet de cette description.

Nous disions au début de cette observation que la peau et le tissu conjonctif sous-cutanés étaient complètement sains ; pour être absolument exact, nous devons dire que nous avons cependant noté un peu de gonflement des noyaux des cellules de la couche de Malpighi, un peu d'hyperplasie cellulaire dans le tissu conjonctif sous-cutané, du gonflement de l'endothélium vasculaire et quelques amas épithéliaux parfaitement ronds représentant probablement la coupe de conduits sudoripares dont l'épithélium avait proliféré. Il y avait donc là des phénomènes d'irritation assez communs, du reste, dans la peau qui revêt les tumeurs.

Nous relèverons particulièrement dans cette observation le jeune âge du sujet, la rapidité relative de la marche et enfin le fait qu'on pouvait reconnaitre des éléments ayant la forme de ceux des glandes sébacées. Cela suffirait pour lever tous les doutes possibles sur le point de départ de la tumeur.

OBSERVATION IV.

Epithéliome calcifié à trame ossifiée en partie (n° 104).

La tumeur qui fait l'objet de cette observation a été envoyée au la-boratoire par MM. Berruyer et Ravazé qui l'ont enlevée à une jeune fille d'une vingtaine d'années. Cette tumeur remonte à une époque as-sez éloignée. Elle a mis plusieurs années à se développer. La même jeune fille porte une tumeur analogue, beaucoup plus petite, dans le voisinage de celle qui a été opérée. Ces deux tumeurs occupaient la partie supérieure du bras, étaient mobiles et n'avaient aucune con-nexion avec le squelette. Les suites de l'opération furent très simples et la malade guérit sans accident.

Examen de la tumeur. — Grossièrement piriforme et un peu aplatie, la tumeur mesure environ 8 centimètres de long sur 6 à 7 dans sa plus grande largeur, et 4 ou 5 d'épaisseur. C'est la plus volumineuse tu-meur de cette espèce que nous ayions rencontrée jusqu'à ce jour. Elle est complètement calcifiée, et selon les points que l'on examine, elle ressemble soit à un os court atteint de carie ou d'ostéite raréfiante, soit à ces ostéophytes poreux qui se développent autour des séquestres de nécrose, soit par places, à un calcul vésical phosphatique. Elle est friable et il s'en détache des morceaux qui ressemblent aux platras phosphatiques des vessies à urine ammoniacale. Dans une grande par-tie de la surface de la tumeur, la substance calcaire est à nu. (Voyez pl. I, fig. 6.) Ailleurs, elle est recouverte d'une mince membrane dou-blée de tissu adipeux. En un point, il est resté un peu de peau très amincie. Plusieurs fragments furent décalcifiés par l'acide picrique pour permettre les coupes. L'examen microscopique donne les résultats suivants :

En examinant une coupe, comprenant la peau, le tissu conjonctif sous-cutané et une partie de la tumeur, on voit : 1° la peau à peu près normale ; 2° le tissu conjonctif sous-cutané qui paraît normal et qui est parsemé de glandes sébacées portant des traces plus ou moins mar-quées d'irritation ; 3° enfin, on rencontre, non pas une membrane bien nette, mais des couches connectives limitantes qui se continuent avec le reste du tissu connectif sous-cutané, sans aucune ligne de démarcation bien tranchée, et qui ne se distinguent nullement de la trame des parties superficielles de la tumeur avec laquelle elles se continuent. Le tissu du néoplasme vu à un faible grossissement (15 à 20 diamètres) pré-

Chenantais.   6

sente un aspect très élégant. (Voyez pl. II, fig. 1.) Des travées conjonctives assez délicates comme diamètre, mais constituées par un tissu totalement fibreux circonscrivent des espaces pleins de cellules épithéliales calcifiées. En poursuivant l'examen de la trame, nous vîmes qu'elle était ossifiée sous forme d'os vrai. avec ostéoplastes contenant des cellules, canaux de Havers, e spaces médullaires remplis de moëlle adipeuse où embryonnaire, en un mot sous forme d'os parfait. La distribution de cet os dans la tumeur est assez irrégulière, mais il y en a presque partout, au centre comme à la surface. On arrive donc à avoir cet aspect extrêmement curieux d'une trame en partie fibreuse, en partie osseuse, et l'on voit dans les espaces limités par cette trame, espaces que l'on peut parfaitement distinguer même à l'œil nu, on voit, disons-nous, des masses de cellules calcifiées, absolument semblables à celles que nous avons décrites dans les observations précédentes. Nous étudierons successivement :

1º Les masses épithéliales ;

2º La trame ;

3º Les rapports de ces deux parties constituantes ;

4º Les rapports de la tumeur avec les tissus voisins ;

5º Son mode de propagation.

A. *Masses épithéliales.* — On arrive assez facilement à dissocier dans les parties calcifiées un grand nombre de cellules, soit une à une, soit par petits groupes de cellules soudées ensemble. En examinant les cellules isolées, on voit qu'elles sont de forme et de dimensions très variables, comme les cellules épithéliales des épithéliomes vulgaires. Leur diamètre moyen est de 15 à 20 μ. Pour apprécier leur forme, on se reportera à la fig. 4, pl. IV. Le noyau ayant de 9 à 12 μ de diamètre est parfois coloré par le carmin, ce qui indique que l'élément n'était pas mort au moment de l'ablation de la tumeur. Au contraire, quand la cellule avait subi la nécrobiose totale, on remarque que le noyau ne prend plus le carmin et qu'il se détache en clair sur le protoplasma, aspect absolument typique pour tout observateur connaissant déjà l'épithéliome calcifié.

Vu leur calcification, ces cellules épithéliales ont acquis une résistance toute particulière dont on trouve la preuve dans le succès du mode de préparation suivant qui convient parfaitement pour l'épithéliome calcifié, tandis qu'avec tout autre tissu il ne donnerait qu'une bouillie informe. Ce mode consiste à écraser entre deux lames porteobjet un fragment des masses calcifiées ayant subi la macération dans l'acide picrique. On arrive, par ce procédé dont les indications sont rares, à isoler parfaitement les cellules calcifiées, et on peut en obte-

nir une grande quantité qui nagent librement dans le liquide addition-
nel. La dissociation par les aiguilles est plus difficile, vu la soudure intime des éléments. La calcification du protoplasma est indiquée par des
granulations ou de fines hachures également disposées autour du noyau.
Dans quelques points, les cellules sont arrangées en forme de globes
épidermiques. Les masses formées par ces cellules soudées entre elles,
parfaitement visibles à l'œil nu, présentent toutes les formes possibles. Elles sont soutenues par la trame que nous allons bientôt étudier. Elles varient d'aspect suivant que la calcification a envahi tout
ou partie des cellules, suivant que ces dernières qui sont toujours un
peu aplaties se voient de face ou de champ et enfin, suivant qu'elles
contiennent ou ne contiennent pas de cellules géantes. Les cellules
géantes bordent les masses épithéliales ou sont situées au milieu d'elles. Enfin on trouve au milieu des masses calcifiées ou près d'elles, des
cristaux de cholestérine formant des tablettes plus ou moins nombreuses suivant les points, quelques cristaux de graisse et des gouttelettes de même substance.

B. *Trame.* — Nous avons dit que la trame était fibreuse par places,
osseuse dans d'autres endroits. Dans les endroits où elle est fibreuse,
elle revêt ou tend à revêtir la forme de tissu conjonctif condensé dans
lequel les fibres ne se distinguent plus les unes des autres. Ce type de
tissu conjonctif a été bien décrit par MM. Cornil et Ranvier. Il constitue
les petites masses que ces auteurs appellent « fibromes cornéens » (1),
nom déjà adopté par Rindfleisch.

Ce tissu conjonctif contient des éléments cellulaires fusiformes très
nombreux par places, mais presque partout atteints d'une dégénérescence granulo-graisse des plus marquées. Dans d'autres points, il n'y
a qu'un nombre très minime de cellules et le tissu parait complètement homogène. Les faisceaux de tissu connectif présentent, dans les
points où la tumeur est en voie d'accroissement, un aspect tout particulier : ils sont dissociés ou écartés par des amas cellulaires contenant
souvent des cellules géantes. Ces amas sont destinés à la formation des
masses épithéliales. On rencontre encore dans la trame quelques rares
capillaires de diamètre variable. Les parties ossifiées du substratum
conjonctif sont extrêmement remarquables, et nous devons dire qu'elles ont d'abord excité notre étonnement; mais en nous rappelant la loi
de substitution des tissus d'origine conjonctive, nous avons réduit à sa
juste valeur la présence de ce tissu osseux. Les travées qu'il forme
sont dans quelques parties du néoplasme l'unique soutien des masses

(1) Manuel d'anatomie pathologique, t. I, p. 156.

épithéliales. Elles se sont substituées en totalité au tissu connectif. Ces trabécules osseuses visibles à l'œil nu se détachent par transparence sur le reste de la coupe. Elles ont près d'un demi-millimètre de diamètre, sont pourvues d'ostéoplastes en nombre variable suivant les points, et l'on y distingue nettement le noyau de la cellule osseuse. Enfin les plus grosses travées sont creusées de canaux à coupe arrondie représentant les canaux de Havers. Les travées sont en contact, soit avec les cellules épithéliales calcifiées, soit avec de la moelle embryonnaire ou adipeuse. Ce contact des cellules épithéliales avec le tissu osseux est un fait très étrange et certainement très rare. La moelle osseuse assez abondante se compose soit de cellules adipeuses, soit de petites cellules rondes et fusiformes soutenues par une trame connective à fibrilles très délicates.

On y rencontre quelques capillaires plus ou moins larges qui ne contiennent que des globules blancs ; mais, par endroits, on trouve des globules rouges épanchés dans le tissu. Au milieu des espaces médullaires, on peut voir de nombreuses cellules géantes. Dans certaines préparations, les travées osseuses nous ont paru tapissées à peu près partout par des cellules épithélioïdes plates qui représentent les ostéoblastes de Gegenbauer, et qui servent à former l'os nouveau. L'os paraît se continuer directement avec les travées conjonctives ; toutefois, au niveau des points de passage d'un tissu à l'autre, il y a toujours une accumulation d'éléments cellulaires qui rendent très difficile l'observation. Mais sur plus de 20 préparations longuement étudiées, nous n'avons jamais vu le tissu conjonctif deux fois passer à l'état de tissu osseux sans interposition d'un tissu plus jeune.

C. — Les rapports de la trame avec les masses épithéliales calcifiées ne nous arrêteront pas longtemps. Nous savons, en effet, déjà que les masses épithéliales sont contenues dans les espaces laissés libres par la trame, et sont généralement peu adhérentes aux travées conjonctives ou osseuses qui la constituent. Dans les points où la trame est osseuse, tantôt l'épithélium calcifié est séparé de l'os par de la moelle, tantôt le contact semble direct.

D. — Les rapports de la tumeur avec les tissus voisins sont fort intéressants à étudier. Tandis que dans nos autres observations, nous rencontrons une membrane assez épaisse, formée par la condensation du tissu conjonctif sous-cutané au milieu duquel s'est développée la tumeur, ici rien de semblable. Il n'y a aucune ligne de démarcation entre le tissu conjonctif sous-cutané normal et celui qui envoie des prolongements dans le néoplasme ; de plus, en examinant les parties de tissu conjonctif voisines des amas calcifiés les plus superficiels, on rencontre dans les mailles de ce tissu ou, si l'on veut, dans ses espaces lymphatiques, de très petits groupes de cellules déjà atteintes de calcification. On peut tirer de ce fait la conclusion suivante : c'est que si l'épithéliome calcifié est bénin, c'est uniquement parce que ses cellules sont arrêtées très vite dans leur évolution par l'imprégnation phosphatique.

E. — Le mode de propagation et d'accroissement de la tumeur est facile à comprendre. L'accroissement se fait en majeure partie au milieu même du néoplasme par le développement de nouvelles masses épithéliales au sein des travées connectives ; il se fait aussi un peu à l'extérieur, par l'envahissement du tissu conjonctif voisin où l'on peut observer entre ses mailles interfibrillaires de petites colonies de cellules bientôt calcifiées. Cet envahissement très lent n'a pu s'effectuer que quand la membrane qui devait exister antérieurement a été elle-même dissociée et détruite par les dépôts néoplasiques.

L'accroissement dans la tumeur se fait, au moins pour la plus grande part, aux dépens des cellules géantes. En résumé, la tumeur est un épithéliome calcifié dans lequel une partie de la trame a subi l'ossification. Cette ossification est un phénomène qui se produit probablement toutes les fois que la tumeur est ancienne.

OBSERVATION V.

Epithéliome calcifié de l'avant-bras (Tumeur n° 10).

Nous devons cette pièce à l'obligeance de M. le Dr Heurtaux. Elle a été enlevée sur l'avant-bras d'un jeune homme de 18 ans, il y a déjà un certain nombre d'années. Aucun détail clinique n'a été recueilli et c'est seulement à titre de curiosité que la tumeur a été gardée ; on la considérait comme un ostéome sous-cutané, et elle fut classée sous cette rubrique dans la collection du laboratoire d'histologie de l'Ecole de Nantes. Or, une étude convenable nous a montré qu'il s'agissait d'un épithéliome calcifié et non d'un ostéome.

La tumeur a la forme d'un ovale aplati et le volume d'une noisette ; elle est représentée fig. 8, planche I. La surface est revêtue d'une membrane jaunâtre, demi-transparente et peu épaisse. La coupe faite à la scie d'horloger présente une surface blanche, homogène ; son tissu est presque aussi dense que le tissu compacte des os ; elle n'est pas très friable, cependant on peut aisément en détacher des morceaux.

Sur un fragment de la tumeur décalcifiée, voici ce qu'on observe au microscope : la membrane d'enveloppe est constituée par du tissu conjonctif dense à fibres presque parallèles, ayant une épaisseur de 1 à 2 dixièmes de millimètre (100-200 µ). Immédiatement en dedans de l'enveloppe, on commence à trouver des cellules calcifiées. La disposition générale du tissu est tout à fait semblable à celle que nous avons décrite pour les tumeurs précédentes. On voit que les travées connectives nées de la membrane d'enveloppe divisent le tissu en logettes pleines d'épithélium calcifié. Il y a quelques points où l'épithélium non calcifié est devenu simplement épidermique. Dans les masses calcifiées on trouve des cellules emboîtées rappelant absolument la disposition des globes épidermiques. Une partie des travées connectives de la tumeur a subi l'ossification. Mais il y a là un fait très important sur lequel nous devons attirer l'attention : c'est que l'ossification occupe le centre de la tumeur. Les parties de la charpente conjonctive attenantes à la membrane elle-même ne sont ossifiées nulle part. Si nous insistons sur ce point, c'est qu'en Allemagne on a décrit des athéromes à coque ossifiée qui n'étaient probablement que des épithéliomes calcifiés. Quoiqu'il en soit, dans le cas qui nous occupe, c'est la substance conjonctive du centre de la tumeur et non la coque qui a subi l'ossification. L'observation VII nous montre au contraire l'ossification envahissant les couches périphériques sans être cependant limitée à la membrane d'enveloppe. Les cellules calcifiées qui forment les masses épithéliales sont absolument identiques à celles que nous avons décrites précédemment ; inutile d'y insister. Nous devons cependant signaler quelques points où les cellules n'ont pas conservé les caractères propres à celles de l'épithéliome calcifié. Ces cellules ont été envahies à la manière de celles que nous avons décrites dans l'athérome calcifié. Elles n'ont plus de noyau et ne forment qu'une masse granuleuse dans laquelle le contour des cellules ne peut être distingué. C'est là un point de rapprochement entre l'athérome calcifié et l'épithéliome calcifié. Dans plusieurs parties de la tumeur on rencontre des cellules adipeuses contenues dans les espaces médullaires du tissu osseux. Nous n'avons point trouvé de myéloplaxes probablement à cause de la dessication que la tumeur a subie avant l'examen. Cette tumeur est donc encore un épithéliome calcifié à trame en partie conjonctive, en partie osseuse, tout à fait semblable moins le volume à la tumeur qui fait l'objet de l'observation IV.

OBSERVATION VI.

Epithéliome calcifié de la peau du dos (n° 11).

Il s'agit d'une petite tumeur ovoïde, arrondie, blanche, grosse comme un petit haricot, dure comme une pierre, enlevée jadis par M. le Dr Herbelin, à une dame âgée de 50 ans. Elle était sous-cutanée et située dans la peau du dos. De même que la précédente, elle nous avait été remise par le Dr Heurtaux et nous l'avions classée comme un ostéome sous-cutané.

Extérieurement (Voy. fig. 9, planche I) elle ressemble à un os hérissé de rugosités. Sa coupe examinée à l'œil nu est blanche, presque homogène, comme une coupe de la diaphyse d'un os long. Toutefois, en regardant attentivement de près on peut distinguer deux substances : l'une blanche et lisse comme une tranche d'os nettement scié, l'autre poussiéreuse et un peu jaunâtre.

Voici ce que montrent les coupes faites après décalcification : la membrane fibreuse qui sert de coque à la tumeur se trouve immédiatement en contact avec l'os, auquel, par places, elle sert pour ainsi dire de périoste. L'os est distribué sous forme de trabécules analogues à celles du tissu spongieux d'un os court dans toute la masse de la tumeur; partout il a remplacé le tissu conjonctif et nous nous trouvons ainsi en présence d'une tumeur dont la trame est osseuse *en totalité*. Entre les trabécules osseuses se voient de grands amas de cellules épithéliales calcifiées formant au moins la moitié de la masse totale de la tumeur. On rencontre en outre des portions de tissu qui sont probablement des restes de la moelle de l'os et enfin des cristaux de graisse en grande quantité. Ces cellules calcifiées sont identiques à celles des tumeurs précédemment décrites. Si l'ossification de cette tumeur était moins générale elle serait la répétition de la tumeur décrite dans l'observation V. Dans cette dernière le sujet avait 18 ans, dans celle-ci 50 ans. Nous ne savons combien de temps elle a mis à se développer mais nous pouvons supposer qu'au moment de l'ablation elle était complètement arrêtée dans son évolution.

OBSERVATION VII.

Kyste à contenu calcifié du sourcil (1re série, n° 13).

Cette tumeur est un petit kyste du sourcil à contenu calcifié. Elle nous a été remise par le Dr Heurteaux qui croyait, comme nous l'avons cru également jusqu'au jour où nous avons entrepris ces recherches, que c'était un kyste à *contenu crétacé* comme dit Wirchow. Mais lorsque nous avons voulu vérifier la nature du contenu de ce kyste du sourcil nous nous sommes trouvé en face d'un nouveau cas d'épithéliome calcifié. (Voyez planche I, fig. 1).

La tumeur était située sous la peau du sourcil d'une femme de 44 ans. Vers l'âge de 7 ans, c'est-à-dire trente-sept ans avant l'opération, cette femme avait une chute suivie bientôt de l'apparition d'une petite tumeur qui était restée stationnaire et indolente. Trois mois avant l'opération il se développa dans cette tumeur un peu d'inflammation et il survint un petit abcès. M. Heurtaux enleva la tumeur, qui formait une masse pierreuse contenue dans une enveloppe kystique à laquelle elle adhérait assez lâchement, sauf en quelques points. Bien que le kyste occupât le voisinage de l'os, il était complètement mobile et il n'y avait pas traces d'adhérences avec le squelette. Le traumatisme initial et la longue durée du développement de la tumeur sont les points les plus intéressants de son histoire clinique.

La tumeur ayant été conservée dans l'alcool et étant en parfait état malgré son ancienneté, nous avons pu étudier à fond sa structure.

Après macération suffisante dans l'acide picrique, on a pu aisément obtenir des coupes d'ensemble ou des éléments isolés de la tumeur. Les éléments isolés, cellules, varient comme diamètre de 10 à 12 μ., à 15, à 20 μ. Elles ont un noyau peu ou pas colorable par le carmin, noyau qui se détache en clair sur le protoplasma cellulaire. L'incrustation calcaire laisse à la cellule après l'action de l'acide picrique un aspect très particulier. On voit dans le protoplasma des granulations ou des hachures très fines, tantôt claires, tantôt obscures, suivant la position de l'objectif. Lorsqu'on examine un groupe de cellules soudées les unes aux autres, on voit tous les noyaux qui se détachent en blanc sur le protoplasma, et ces points blancs régulièrement espacés donnent à la préparation un aspect de mosaïque. La trame conjonctive de la tumeur se présente, tantôt sous forme de tissu fibreux très dense et très pauvre en cellules (planche IV, fig. 3), tantôt sous forme de tissu osseux. Contrairement à l'obs. V, où l'os occupe les parties centrales de la tumeur, ici c'est dans les parties périphériques qu'on le rencontre (planche III, fig. 1). La coque fibreuse de la tumeur ne parait nullement ossifiée ; elle se continue sans ligne de démarcation avec le tissu conjonctif sous-cutané. Les parties de la trame qui sont ossifiées forment de belles travées à ossification bien complète, au milieu desquelles se sont creusés des espaces médullaires ; c'est en un mot de l'os parfait qu'on a sous les yeux. Nous n'avons pas noté dans cette tumeur la présence de cellules géantes, probablement parce que cette tumeur était à peu près arrêtée dans son évolution. Il y a quelques capillaires assez volumineux dans le tissu conjonctif de la trame. Nous ne répétons pas ce que nous avons dit dans nos autres observations sur les rapports des masses épithéliales et de la trame. Qu'il nous suffise d'ajouter que si nos préparations n'étaient étiquetées avec soin, nous serions souvent incapable de distinguer les unes des autres celles qui ont été faites avec plusieurs de nos spécimens d'épithéliome calcifié.

OBSERVATION VIII.

Epithéliome calcifié du cou (tumeur n° 34).

En 1875, un étudiant nous remit une tumeur ossiforme de la grosseur d'une noix qu'il prit pour un ganglion lymphatique ossifié. La pièce recueillie dans une autopsie fut conservée dans notre collection comme une curiosité, mais sa structure ne fut pas étudiée. Elle subit diverses altérations et fut notamment envahie par les vers qui en détruisirent une partie et la rendirent semblable à une éponge. Or cette tumeur examinée après décalcification, il y a huit ou dix mois, fournit malgré les vicissitudes qu'elle avait subies, des préparations absolument probantes. Il s'agissait d'un épithéliome calcifié, remarquablement riche en globes épidermiques. Les cellules épithéliales calcifiées n'avaient subi aucune altération, la substance conjonctive seule avait été détruite en partie.

OBSERVATION IX.

Loupe ancienne atteinte d'épithéliome calcifié à la suite de légers traumatismes (n° 20).

M. le Dr Heurtaux a envoyé au laboratoire une tumeur grosse comme une noix, qu'il a enlevée au mois de février 1879. Cette tumeur occupait la partie postérieure de la tête d'une femme de 56 ans.

Le début de la tumeur sous forme de loupe remonte à vingt-cinq ans au moins. Deux ans environ avant l'opération, la malade se donna un coup de peigne qui produisit une écorchure suivie d'une petite ulcération accompagnée d'un suintement permanent. L'opération ne présenta rien de particulier. (Voyez planche I, fig. 4.)

Sur la coupe de la tumeur on voit qu'elle se compose d'une bouillie

graisseuse avec points calcifiés, contenue dans une membrane identique à celle de l'athérome vulgaire; mais en outre on constate au milieu de ce magma en dégénérescence des trabécules blanches (planche I,
fig. 5), luisantes, d'aspect fibro-cartilagineux, qui font penser à une
prolifération des parois de la poche. On constate que ces trabécules
sont du tissu conjonctif assez riche en cellules, et qu'elles prennent
naissance sur l'enveloppe connective de la tumeur. Entre les travées
de tissu conjonctif se voient les masses épithéliales calcifiées à des degrés très divers; quelques-unes non calcifiées revêtent l'aspect de cellules épidermiques disposées en globes. Parmi les cellules calcifiées,
les unes le sont totalement, de sorte que le noyau n'est plus colorable
par le carmin; dans d'autres points le noyau reste sensible au réactif.
Enfin on trouve des amas de graisse analogues à ceux des kystes athéromateux vulgaires. Dans plusieurs des préparations on rencontre des
cellules géantes disposées par rangées le long ou au milieu des masses
épithéliales encore peu calcifiées. Les vaisseaux, assez rares, sont veineux ou capillaires; nous croyons même avoir aperçu une artériole
Ils rampent dans le tissu conjonctif et ne traversent jamais les masses
épithéliales.

Nous relevons de cette observation le fait :

1º De l'ancienneté de la tumeur sous forme de loupe ;

2º Le début de l'envahissement épithéliomateux à la suite de légers
traumatismes ;

3º La structure mixte entre l'athérome, l'épithéliome lobulé ordinaire
et l'épithéliome calcifié.

OBSERVATION X.

Epithéliome calcifié à trame osseuse développé dans la peau du dos.
(Nº 17, pl, I, fig. 7.)

En rédigeant ces observations nous eûmes occasion de montrer nos
préparations et nos dessins à M. le Dr Laënnec. Ce savant confrère reconnut immédiatement dans nos coupes la structure d'une tumeur qu'il
avait observée lui-même il y a dix ans. Il voulut bien nous communiquer la pièce conservée dans l'alcool et l'observation suivante, que
nous reproduisons in extenso parce qu'elle est cliniquement assez complète et qu'elle montre que le Dr Laënnec avait bien vu la structure du
néoplasme, mais qu'il n'avait pu arriver à des conclusions aussi catégoriques que les nôtres.

La tumeur avait été enlevée par M. le Dr Franço, médecin à Mâchecoul (Loire-Inférieure). Voici textuellement l'observation remise par ce chirurgien distingué et reproduite avec l'examen anatomique par le Dr Laënnec.

« Le malade qui portait cette tumeur est un laboureur des environs de Mâchecoul, âgé de 38 ans, d'une force moyenne et lymphatique comme la plupart des habitants des marais. Jusqu'en 1848, cet homme affirme qu'il n'avait aucune tumeur. A cette époque il fut piqué par une guêpe au niveau de l'apophyse épineuse de la seconde vertèbre dorsale. Cette blessure détermina une très violente douleur et devint l'origine d'une petite tumeur, sorte de noyau induré roulant sous le doigt peu sensible, et qui depuis ce temps s'est toujours et lentement développé.

« L'opéré prétend que la consistance de sa tumeur a toujours été très grande ; sa mobilité a toujours été parfaite, et cela devait être puisque l'examen des limites de la tumeur a montré qu'elle n'avait d'adhérences avec aucun tissu ambiant, et qu'elle était en quelque sorte complètetement isolée du voisinage par un coussinet assez épais de tissu adipeux. Son siège exact était la base du cou, en arrière, au niveau de la deuxième vertèbre dorsale, juste sur la ligne médiane, à égale distance des angles internes des deux omoplates. Ce qui a décidé le malade à se faire opérer, c'est que depuis huit mois la peau qui recouvrait cette tumeur s'était ulcérée en plusieurs points ; que ces ulcérations occasionnaient quelquefois de la douleur, souvent de la gêne et nécessitaient d'ennuyeuses précautions. Les tissus sur lesquels a porté le bistouri étaient parfaitement sains ; la réunion a été facile, elle a eu lieu par seconde intention. Dans aucun autre point du corps il n'existe de tumeur.

« La tumeur enlevée est ovoïde (planche I, fig. 7) et présente une longueur de 8 centimètres sur une largeur de 5 et une épaisseur de 3. Sa consistance est très ferme, et il est facile de reconnaître que le centre de ce néoplasme est occupé par un noyau très dur, très volumineux, et dont les dimensions sont à peu près moitié moins grandes que celles de la partie enlevée. L'opérateur a circonscrit cette tumeur par une incision elliptique, et l'instrument tranchant a porté sur des tissus sains; la partie inférieure, celle qui reposait ssr les tissus profonds, est constituée par une sorte de fascia très mince, recouvert de tissu adipeux ; il est du reste facile de voir, par l'inspection des limites de cette tumeur, que dans aucun point elle n'avait de connexion avec les tissus voisins. Le losange de peau qui a été enlevé dans l'opération présente plusieurs ulcérations. Essayant de pratiquer une incision sur la partie médiane et selon le grand diamètre, le scapel est assez vite arrêté et, met à nu une production osseuse dont la surface est raboteuse, inégale, bosselée, et dont la substance très dure ne peut être entamée. Pour l'ouvrir, la fendre, j'emploie le ciseau et le marteau, et je réussis, non sans peine, à la séparer en deux. Cette masse interne ostéoïde laisse apercevoir sur la coupe médiane une telle quantité de graisse épaisse que je doute un instant de son organisation ; mais le microscope révèle dans sa structure, non seulement les éléments de la substance osseuse, ostéoplastes nombreux et très volumineux, mais encore il fait voir que ces éléments sont symétriquement agencés autour des canaux de Havers ou disposés en trabécules qui circonscrivent des espaces alvéolaires. Cette masse interne, présentant tous les caractères du tissu osseux le mieux organisé est donc un *ostéome*. Elle n'est pas régulière et offre à sa superficie des bosselures nombreuses plus ou moins volumineuses, qui sont reçues dans des diverticulums que l'on rencontre dans le tissu qui l'entoure. Ce tissu ambiant est essentiellement constitué par les éléments du tissu conjonctif, éléments un peu différents suivant les points où portent les recherches. Ainsi dans les parties avoisinant le noyaux osseux, le tissu, mou, comme gélatineux à l'œil nu, ne renferme guère que des noyaux embryonnaires, quelques cellules fibro-plastiques et de très rares et très fines trabécules de fibrilles conjonctives. Un peu plus loin les noyaux deviennent de moins en moins abondants, les fibrilles s'accusent de plus en plus, et peu à peu ainsi en s'éloignant de la masse ossifiée on rencontre des faisceaux de fibres conjonctives de plus en plus volumineux et de plus en plus serrés ; puis insensiblement l'enveloppe fibreuse se fond avec les tissus ambiants, et le tissu présente alors tous les caractères de la couche conjonctive sous-cutanée avec ses éléments fibreux feutrés dans tous les sens et ses très grosses et très abondantes cellules adipeuses.

L'os central adhère par places à son enveloppe, grâce à des travées conjonctives qui y pénètrent. En dehors de ces points, la tumeur est parfaitement limitée. Il n'y a point d'adhérences au squelette. A la partie la plus superficielle, la peau ; dans la profondeur un fascia mince séparé de la boule osseuse et de son enveloppe fibreuse par une couche assez épaisse de tissu adipeux ; sur les côtés, du tissu adipeux, tels sont les tissus qui se rencontrent sur ses contours.

« Jusqu'à ce point de l'examen, pas de difficultés apparentes, et j'alla me croire fondé à admettre que cette tumeur était du genre de celles que Virchow a appelées du nom d'*ostéomes discontinus*. Mais en faisant de nouvelles préparations, je rencontrai dans les parties immédiatement en contact avec l'os central, c'est-à-dire à la paroi interne du tissu fibreux, des cellules épithéliales ; puis en raclant cette surface interne, je m'assurai à plusieurs reprises qu'elle était tapissée par un épithélium pavimenteux à larges plaques.

« Le problème était donc ici plus compliqué qu'il ne le paraissait au premier abord, et la présence de cet épithé'ium en couches continues me fait penser que cette tumeur singulière a dû être un kyste dans l'origine. Il n'est pas très facile, je l'avoue, de comprendre comment un os a pu naître au milieu d'un kyste ; mais quand on songe à toutes les modifications que peuvent subir les substances qui remplissent les kystes ; quand on pense que le contenu des kystes dermiques surtout est susceptible de se transformer en une masse caséo-calcaire, on entrevoit une cause incessante d'irritation pour les parois qui renferment ce contenu plus ou moins épais, plus ou moins résistant ; et quand surtout le kyste lui-même est situé dans un point de l'organisme très exposé aux chocs du dehors, à des frottements continuels, on admet alors assez volontiers que les parois irritées perdent leur épithélium qui laisse à nu des parties charnues qui bourgeonnent ; qu'une fois nés, ces bourgeons charnus trouvent un champ libre, deviennent le siège d'une prolifération très active et arrivent plus ou moins promptement à combler l'intérieur des poches closes dans lesquelles ils se sont développés.

« Or ces bourgeons charnus étant constitués par du tissu conjonctif, leur ossification paraît du reste toute naturelle.

« Telle a été dans ma pensée l'évolution de cette tumeur très complexe et dont l'étude est aussi intéressante que difficile. Elle a été primitivement un kyste qui a grossi peu à peu ; puis, soit que le contenu de ce kyste ait acquis en quelques points une consistance plus solide et ait usé la membrane épithéliale, soit qu'en l'absence de cette condition de métamorphose du contenu la paroi interne ait subi une irritation venant du dehors, des bourgeons charnus ont poussé sur différents points, ont fini par se toucher, adhérer les uns aux autres, se souder, se réunir en un seul bloc ; et comme le néoplasme, à une certaine période de son développement, a été composé de tissu conjonctif embryonnaire, il a présenté les meilleures conditions pour être envahi par l'ossification, soit que l'irritation formative ait résidé dans les sels de chaux accumulés dans un contenu kystique athéromateux, soit que le tissu en voie de prolifération ait subi tout simplement l'influence du voisinage du squelette. Toujours est-il que cette tumeur doit être classée dans la famille des tumeurs composées de Virchow, masses dissimilaires, productions mixtes, dans lesquelles ainsi que l'avait déjà fait remarquer Lobstein, en 1829, plusieurs formes de tumeurs semblent se combiner ensemble. »

— 94 —

Nous avons tenu à reproduire cette observation publiée il y a plus
de dix ans, en 1869, dans un petit journal. On voit combien le D^r
Laënnec s'est rapproché de la vérité. Le seul point qui lui ait échappé,
point important il est vrai, c'est la valeur de l'élément épithélial et de
ses rapports avec la trame. Il a cru être en présence de bourgeons
poussés dans un kyste et n'ayant avec les cellules épithéliales qu'un
rapport de voisinage. Il a admis également que les autres cellules épithéliales étaient le simple contenu d'un kyste et non les cellules actives
d'un épithéliome, envahies à un certain moment par la calcification. Le
généreux abandon que M. Laënnec nous a fait de sa tumeur nous a permis de constater qu'on y retrouvait toutes les parties constituantes de
l'épithéliome calcifié à trame ossifiée. Cette tumeur, la dixième que nous
ayons observée personnellement, vient comme volume immédiatement
après celle de l'observation IV. (Voyez le dessin grandeur naturelle,
planche I. fig. 7).

Résumons rapidement les points principaux de l'examen microscopique.

La trame est ossifiée en totalité : les espaces laissés libres entre les
travées osseuses sont occupés soit par des masses épithéliales calcifiées, soit par de la moelle embryonnaire contenant des vaisseaux. De
très nombreuses cellules géantes sont contenues dans les préparations,
elles sont en rapport avec les masses épithéliales comme dans les autres tumeurs.

Ces épithéliomes calcifiés à trame osseuse ont identiquement la
même structure. (Voy. obs. VI.)

Il résulte de ce fait ajouté aux précédents que les *ostéomes* sous-cutanés étudiés par nous sont des épithéliomes calcifiés.

Observation XI.

Epithéliome calcifié de la région parotidienne chez un enfant de 9 mois.

La tumeur, de la grosseur d'une noix, occupait la région parotidienne.

La mère de la petite fille raconte qu'il y a sept mois, l'enfant,
âgée alors de deux mois, fut piquée par une épingle ou une aiguille
dans la région parotidienne. On supposa, ce qui est peu probable,
qu'un corps étranger (pointe de l'aiguille ?) devait être resté dans la
plaie. Bientôt apparut une petite tumeur qui grossit peu à peu jusqu'au volume qu'elle a actuellement. Elle présente une physionomie

spéciale, comparée par le Dr Heurtaux, à qui nous devons cette pièce, à l'aspect d'une amygdale enflammée.

Fait à noter, on voit un certain nombre de petits points ulcérés remplis par des concrétions blanchâtres calcifiées, ce qui augmente encore la ressemblance, en simulant les cryptes de l'amygdale.

Ces petites concrétions calcaires, une fois arrivées à la surface de la tumeur, se détachaient d'elles-mêmes, et les parents de la petite malade les avaient recueillies en assez grand nombre. M. Heurtaux diagnostiqua un sarcome. La tumeur fut enlevée sans difficulté et la petite malade, très forte malgré tout cela, put repartir au bout de quelques jours en bonne voie de guérison.

Examen de la tumeur. — Après avoir fendu la masse morbide, on voit qu'elle contient une assez grande quantité de ces concrétions calcaires, de volume variable, logées dans les petites lacunes creusées dans le tissu de la tumeur. Ces grumeaux calcaires arrivent à un volume assez considérable et sont parfaitement visibles à l'œil nu. En les écrasant entre deux lames de verre, on obtient une poussière composée de cellules épithéliales calcifiées. Ces cellules ont la plus grande analogie avec celles qui ont été décrites dans les observations précédentes. Quelques-unes sont peut-être un peu plus lamelleuses. Sur des coupes un peu étendues, vues à un grossissement d'environ dix diamètres, on voit une substance fondamentale assez homogène, creusée de loges dans lesquelles se trouvent des masses épithéliales très volumineuses. Ces masses contiennent presque toutes, soit sur le bord, soit plus fréquemment au centre de la masse, une partie gris foncé presque noire sur la coupe un peu épaisse qui nous a servi de type. Ces masses pleines, contenues dans des cavités creusées au milieu de la substance conjonctive, suffisent pour caractériser un épithéliome; la présence de parties bien et dûment calcifiées nous permet d'assimiler ce néoplasme à ceux que nous avons étudiés précédemment. Dans quelques points on rencontre des sillons profonds divisant le tissu de la tumeur en grosses papilles. La trame, beaucoup plus riche en vaisseaux que nos autres tumeurs, est formée par un tissu de granulation (granulome) différant un peu du tissu sarcomateux vrai.

Les masses épithéliales sont composées de cellules assez petites disposées très régulièrement le long de la paroi des cavités qui les renferment, et aboutissent vers le centre de ces cavités le plus souvent à l'état épidermique. On y rencontre quelques globes épidermiques calcifiés ou non suivant les points. Ailleurs l'état épidermique n'est pas atteint, mais les cellules sont envahies en masse par la calcification. Dans les sillons qui séparent les lobes papiliformes de la tumeur, on voit que la peau très mince (ayant à l'œil nu l'aspect d'une muqueuse) présente un grand nombre de culs-de-sacs sébacés en voie de formation et des traces d'irritation autour des poils.

En résumé, cette tumeur est encore un remarquable exemple d'épithéliome calcifié chez l'enfant.

OBSERVATION XII.

(A. Malherbe.)

Tumeur calcifiée du front (fig. 10, pl, I).

La femme qui portait cette petite tumeur était âgée de 42 ans environ. Le produit pathologique formait une petite élevure entre les deux sourcils. Il avait à peu près la grosseur d'une tête d'épingle, était sous-cutané et parfaitement mobile.

Cette tumeur occasionnait quelques légères douleurs très fugaces. —

A l'aide d'une petite incision nous fîmes passer une sonde cannelée sous la tumeur et nous énucléâmes un produit gros comme une tête d'épingle contenant quelques poils et une masse pierreuse. Dans cette masse examinée au microscope, nous avons rencontré des cellules ayant le caractère des cellules types de l'épithéliome calcifié. Le peu de volume du néoplasme ne nous a pas permis de faire des coupes d'ensemble.

Cette observation est intéressante en ce qu'elle montre des cellules calcifiées dans une tumeur aussi petite. Cela prouve que la calcification est très précoce dans les tumeurs que nous étudions.

La malade avait été opérée, il y a dix ans, d'une petite tumeur de l'angle interne de l'œil, laquelle n'a pas récidivé, et dont la nature n'a pas été étudiée. Notre tumeur datait de 5 à 6 mois lors de l'ablation.

OBSERVATION XIII.

Epithéliome calcifié du sourcil.

Cette petite tumeur de la grosseur d'une petite noisette fut envoyée au laboratoire d'histologie de l'Ecole, où elle fut examinée. Elle occupait la partie moyenne du sourcil chez un homme de 45 à 50 ans. Elle était sous-cutanée et parfaitement mobile ; le malade fait remonter son début à une époque très reculée. Le professeur Dianoux pensait à un athérome calcifié. Le 10 mai 1881, il en fit l'ablation et le malade guérit sans accident.

La tumeur examinée par le professeur Malherbe fut reconnue pour un épithéliome calcifié, à masses épithéliales lobulées, et diffuses par endroits, au milieu d'une trame de tissu conjonctif adulte. C'est sur cette tumeur qui avait séjourné à l'air par mégarde que nous avons observé la présence d'une bulle d'air dans le noyau des cellules calcifiées.

Chenantais.

INDEX BIBLIOGRAPHIQUE

Martin Wilckens. — Ueber die Verknöcherung und Verkalkung der Haut und die s. g. Hautsteine von M. Wilckens. Thèse inaug. Göttingen, 1858.

(Voir plus haut à l'historique pour le détail des auteurs, cités par Wilckens.

Lancereaux. — Traité d'anatomie pathologique, t. I, p. 498.

Virchow. — Pathologie des tumeurs.

Cornil et Ranvier. — Manuel d'anatomie pathologique, t. I, 2º édit.

Rindfleisch. — Traité d'histologie pathologique de la peau, traduct. Gross.

Cruveilhier. — Traité d'anatomie pathologique générale. Paris, 1856, t. III.

Vogel. — Allg. Zeitg f. chirg., inn. Heilk, u. s. w., nº 1, 1841.

Dictionnaire encyclopédique des sciences médicales. Article Loupe.

Nouveau Dictionnaire de médecine et de chirurgie pratique. Article Kyste, par Heurtaux.

Rayer. — Traité des maladies de la peau. Paris, 1835, t. III, p. 720.

Förster. — Illustrirte Med. Zeitg. Munchen, 1855, Bd 3.

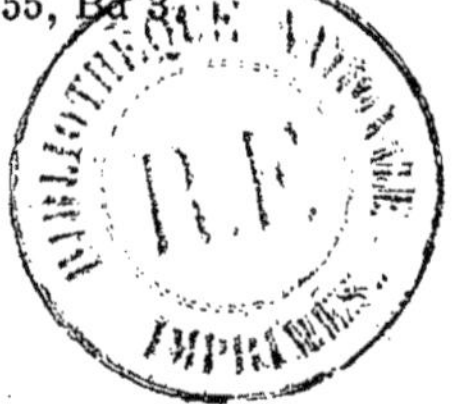

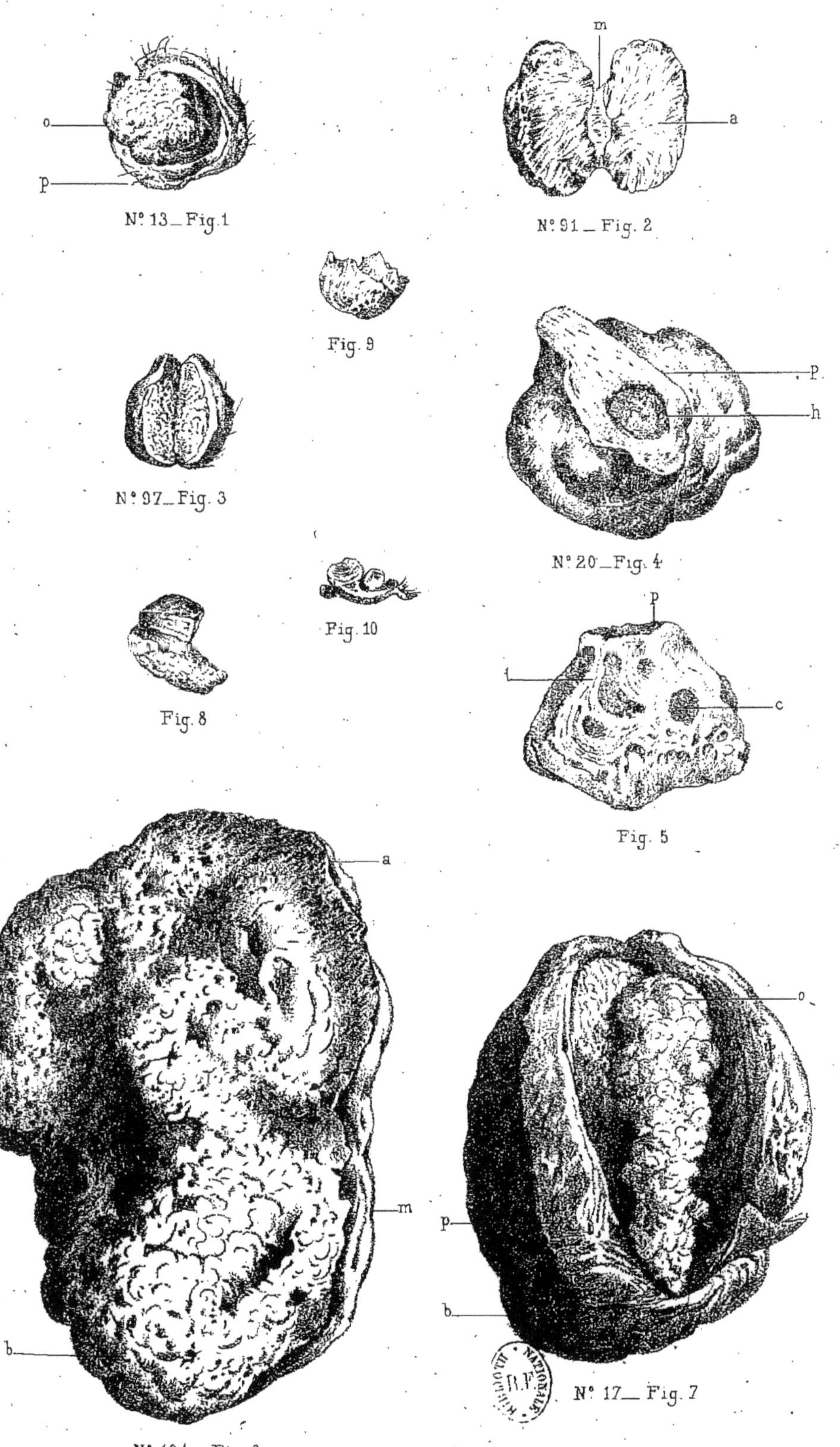

N° 13 _ Fig. 1

N° 91 _ Fig. 2

Fig. 9

N° 97 _ Fig. 3

N° 20 _ Fig. 4

Fig. 10

Fig. 8

Fig. 5

N° 104 _ Fig. 6

N° 17 _ Fig. 7

EXPLICATION DES PLANCHES

PLANCHE I.

Spécimens d'épithéliomes calcifiés grandeur naturelle.

FIG. 1 (n° 13). — Kyste à contenu calcifié du sourcil.

    o. Masse ossiforme.

    p. Peau.

FIG. 2 (n° 91). — Epithéliome calcifié du cou.

    a. Aspect de la coupe.

    m. Membrane d'enveloppe.

FIG. 3 (n° 97). — Epithéliome calcifié du lobule de l'oreille.

FIG. 4 et 5 (n° 20). — Loupe atteinte d'épithéliome calcifié.

    Fig. 4. — Tumeur vue de face.

        p. Peau.

        h. Point central ulcéré.

    Fig. 5. — Coupe dans la tumeur.

        p. Peau.

        t. Tractus conjonctifs partant du hile et cloisonnant la tumeur.

        c. Contenu calcifié de la loupe.

FIG. 6 (n° 104). — Epithéliome calcifié à trame osseuse.

    a. Aspect spongieux de la tumeur.

    b. Bosselures.

    m. Membrane d'enveloppe.

FIG. 7 (n° 17). — Épithélium calcifié à trame osseuse.

    p. Peau.

    o. Portion de la masse osseuse dans la tumeur.

    f. Enveloppe fibreuse du néoplasme.

FIG. 8 (n° 10). — Petite tumeur ossifiée de l'avant-bras.

FIG. 9 (n° 11). — Tumeur ossiforme sous-cutanée du dos.

FIG. 10. — Tumeur calcifiée du front (obs. XII).

PLANCHE II.

FIG. 1. — Tumeur représentée à la fig. 6, de la planche I, vue à un
grossissement de 18 à 20 D.

o. Trame osseuse avec ostéoplastes et festons.

m. Moelle.

e. Masses épithéliales calcifiées.

FIG. 2. — Tumeur représentée fig. 1, pl. I, a un grossissement de 18
à 20 D.

t. Trame de tissu fibreux hyalin.

m. Masses épithéliales calcifiées.

FIG. 3. - Figure demi-schématique montrant l'envahissement des cellules épithéliales par la calcification. Le noyau reste colo_
rable par le carmin, bien que le protoplasma soit calcifié,
puis il est envahi à son tour et tranche par son aspect
plus clair sur le fond granuleux et sombre de la cellule.

f. Tissu fibreux.

o. Os vrai.

m. Envahissement d'un lobule épithélial par la calcification
des cellules.

FIG. 4. — Figure destinée à montrer la disposition des cellules géantes
dans le stroma et le long des masses épithéliales où elles
fabriquent des cellules calcifiées (300 D.)

PLANCHE III.

FIG. 1. — Rapports du stroma osseux d'un épithéliome calcifié avec sa
membrane d'enveloppe. On voit que l'os s'arrête brusquement au niveau du tissu connectif (40 D.)

m. Membrane d'enveloppe.

e. Epithélium calcifié.

m, o. Moelle.

o. Trabécules osseuses du stroma.

FIG. 2. — Type d'épithéliome calcifié adulte (faible grossissement).

m. Membrane d'enveloppe.

t. Tissu conjonctif adulte.

c. Masses calcifiées.

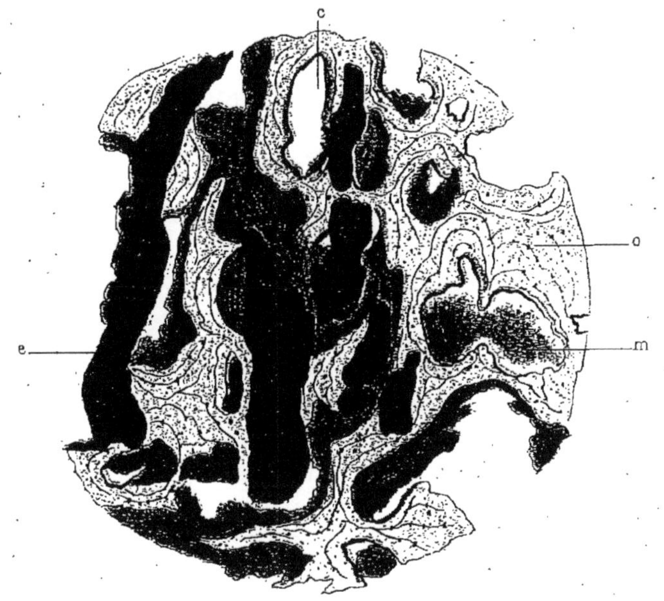

Fig. 1

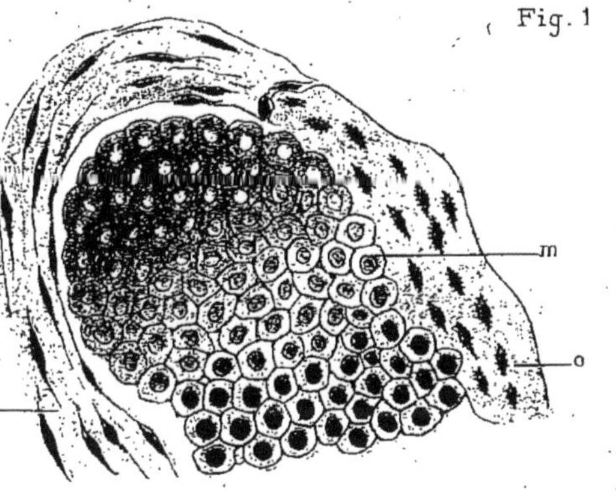

Fig. 3

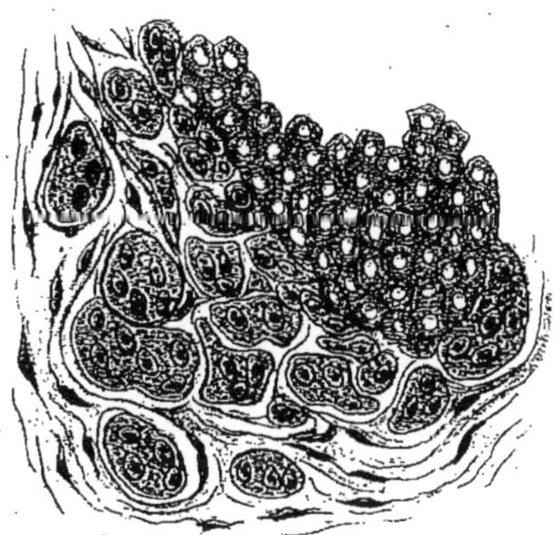

Fig. 4

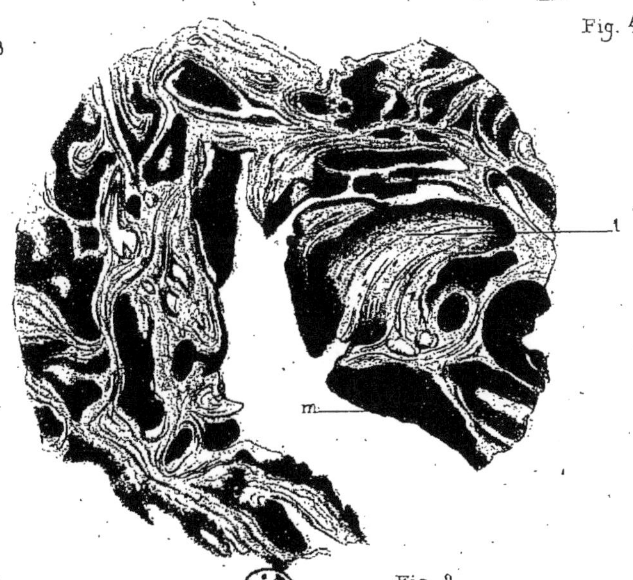

Fig. 2

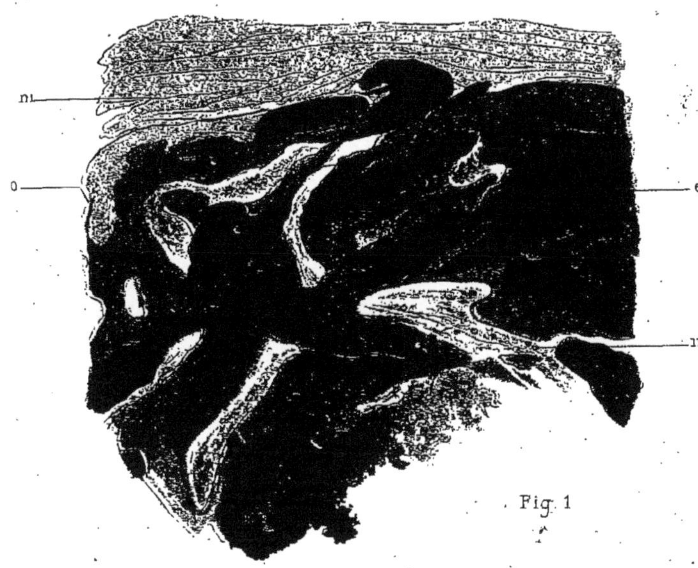

Fig. 1

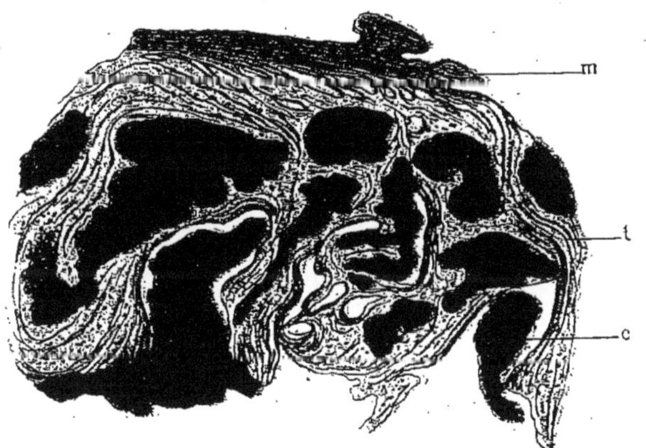

Fig. 2

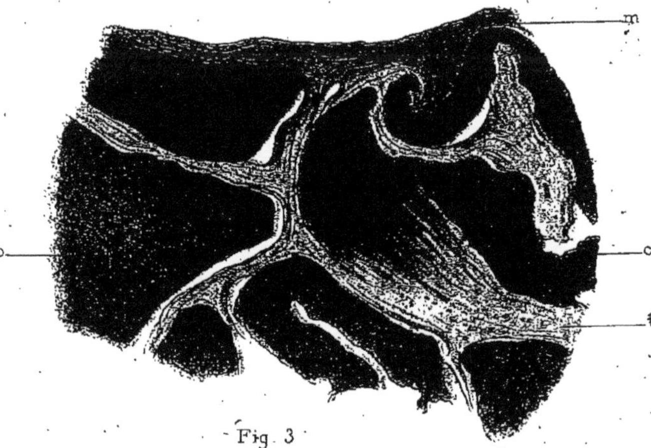

Fig. 3

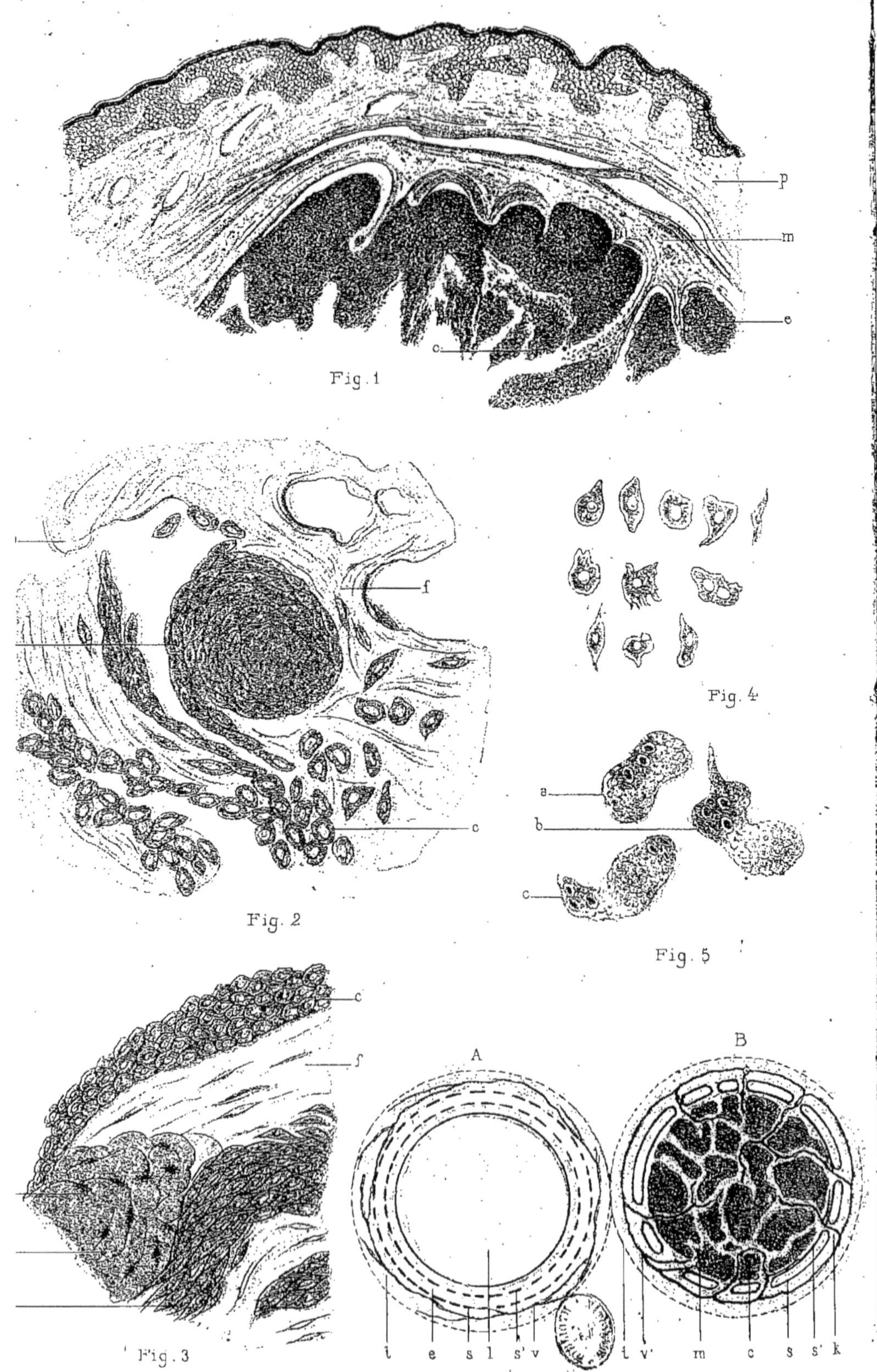
p
m
e
c
Fig.1
f
c
Fig. 2
Fig. 4
a
b
c
Fig. 5
c
f
Fig.3
A
B
i e s l s' v
i v' m c s s k

Fig. 3. — La même tumeur. Distribution des cloisons naissant de la
membrane d'enveloppe (60 D.)
m. Membrane d'enveloppe.
c. Epithélium calcifié.
t. Trame conjonctive.
b. Lobules épithéliaux non calcifiés.

PLANCHE IV.

Fig. 1. — Coupe dans un jeune épithéliome calcifié (n° 97), intéressant
la peau et la membrane d'enveloppe.
p. Peau.
m. Membrane d'enveloppe.
l. Lobules d'épithéliome non calcifié.
c. Cellules épithéliales calcifiées.

Fig. 2. — (500 D.)
f. Tissu fibreux hyalin.
g. Globe épidermique calcifié.
c. Cellules calcifiées disséminées.
p. Point où le tissu fibreux s'est rompu.

Fig. 3. — Figure montrant les rapports de l'os et du tissu fibreux dans
le stroma (500 D.)
o. Os vrai.
p. Ostéoplastes.
c. Masses calcifiées.
d. Masses calcifiées vues de champ.
f. Tissu fibreux condensé.

Fig. 4. — Quelques types de cellules calcifiées à un grossissement de
700 D.

Fig. 5. — Cellules géantes fabriquant de l'épithélium calcifié.
a. Cellule presque entièrement calcifiée.
b. Cellule à moitié calcifiée.
c. Cellule dont la partie centrale est calcifiée.

Fig. — Schéma de la loupe et de l'athérome calcifié.
A. Loupe.
t. Tissu conjonctif ambiant.
e. Membrane épidermique.

    l. Contenu de la loupe.

    v. Vaisseaux ne dépassant pas le tissu conjonctif.

    s. Feuillet pariétal d'une séreuse accidentelle développée autour de la tumeur.

    S'. Feuillet viscéral de la même séreuse.

B. Epithéliome calcifié.

    t. Tissu conjonctif ambiant.

    v. Vaisseaux pénétrant du tissu conjonctif ambiant dans la trame.

    m. Membrane d'enveloppe, conjonctive.

    e. Ilots calcifiés.

    t. Tractus conjonctifs contenant les vaisseaux et reliant la membrane au tissu conjonctif ambiant.

    s. Séreuse accidentelle traversée par les tractus précédents. Feuillet pariétal.

    S'. Feuillet viscéral.

Paris. — A. PARENT, imprimeur de la Faculté de médecine, rue Monsieur-le-Prince, 31.
A. DAVY, successeur.

www.ingramcontent.com/pod-product-compliance
Ingram Content Group UK Ltd.
Pitfield, Milton Keynes, MK11 3LW, UK
UKHW021739090726
13657UKWH00002B/814